呼吸器

「CT画像パターン」から，呼吸器疾患の診断，病態把握，治療方針までを理解する，これ...

CTパターンから理解する呼吸器疾患
所見×患者情報から導く鑑別と治療

総編集 門田淳一

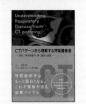

臨床で遭遇する機会の多い疾患について，decision treeに沿って診療を進めていく過程を，アトラスとフローチャートを用いて解説した．これから呼吸器疾患を学ぶ学生や研修医にもおすすめ．

■B5判・494頁　2018.12.　定価（本体12,000円＋税）　ISBN978-4-524-25494-1

呼吸器

コモンディジーズである喘息とCOPD，その両者のオーバーラップ（ACO）の診療について，わかりやすく解説

プライマリ・ケアの現場でもう困らない！
悩ましい"喘息・COPD・ACO"の診かた

著 田中裕士

「喘息なの？それともCOPD？」，「たくさんある吸入薬・生物学的製剤…どれをどう使うべき？」といった実地医家の悩みに応えるべく，実践を凝縮．臨床現場ですぐに役立つ心強い一冊．

■A5判・262頁　2018.11.　定価（本体3,500円＋税）　ISBN978-4-524-24534-5

呼吸器

潜在性結核感染症LTBIの早期発見・早期治療について，一般内科医，結核を専門としない医師に向けて解説したハンドブック

潜在性結核感染症LTBI診療ハンドブック

編集 阿彦忠之／加藤誠也／猪狩英俊

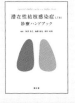

日本結核病学会予防委員会・治療委員会より発表されている「潜在性結核感染症治療指針」に準拠し，事例を交えてLTBIのスクリーニング，診断，治療に関する実践的な知識をまとめた．

■B5判・126頁　2018.9.　定価（本体4,000円＋税）　ISBN978-4-524-23759-3

呼吸器

医療者および行政関係者における結核の診療指針として2009年より発行し，3年ごとに改訂

結核診療ガイド

編集 日本結核病学会

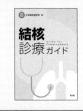

基本方針・内容は「結核診療ガイドライン（改訂第3版）」を踏襲し，外科治療の記載の充実，気管支鏡検査時の感染対策，救急診療における感染対策を追記するなど，最新の内容を反映．

■B5判・154頁　2018.6.　定価（本体3,000円＋税）　ISBN978-4-524-24145-3

呼吸器

特発性間質性肺炎（IIPs）の臨床における診断・治療の指針としてまとめた手引きの改訂版

特発性間質性肺炎診断と治療の手引き　改訂第3版

編集 日本呼吸器学会びまん性肺疾患 診断・治療ガイドライン作成委員会

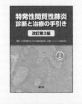

抗線維化薬ピルフェニドンに関する知見の集積，特発性肺線維症の新規治療薬ニンテダニブの登場，国際的なガイドラインや分類への対応など，最新内容へアップデート．

■A4変型判・166頁　2016.12.　定価（本体3,800円＋税）　ISBN978-4-524-25707-2

南江堂　〒113-8410　東京都文京区本郷三丁目42-6　（営業）TEL 03-3811-7239　FAX 03-3811-7230

クリニックで出会う肺炎診療はこの一冊で解決！

診療所で診る 市中肺炎

著 藤田次郎　琉球大学医学部附属病院病院長

市中肺炎の診療のコツが満載！
これだけ押さえておけば安心です

- 肺炎の起炎菌ごとに症例や病態生理、鑑別、臨床像、治療薬を簡潔にまとめ、X線やCTの読影、病変部位・肺容積の変化から起炎菌を推定するプロセスを示しています。
- 「自分の肺炎診療はこれであっているの？」とちょっと不安になったときにサッと調べられる一冊です。
- 肺炎と合併する心不全、COPD、呼吸器ウイルス感染症、肺腫瘍などとの接点についてもわかりやすく解説しています。

好評発売中

B5判・154頁・2色刷（口絵カラー）　定価（本体3,800円＋税）　ISBN 978-4-7849-4772-0　2018年6月刊

グラム染色道場

あの人気ブログがついに書籍化！

肺炎診療に生かす 喀痰グラム染色の見方・考え方

電子版付き！ 巻末のシリアルナンバーで無料閲覧できます。

著 山本　剛　神戸市立医療センター中央市民病院

一歩進んだグラム染色の見方を伝授します

喀痰グラム染色は難しいもの…と思っていませんか？

- ◆ 良い痰が採れない、コンタミが多い、複数菌の解釈が難しい…とお悩みの方はぜひ当道場へ！
- ◆ 菌種推定のコツ、炎症像の見方など、秘伝の奥義を惜しみなく伝授します。
- ◆ グラム染色で得た情報を肺炎の病態把握、デスカレーションに活かしましょう！

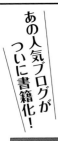

新刊

A5変型判・162頁・カラー　定価（本体3,600円＋税）
ISBN 978-4-7849-4810-9　2019年1月刊

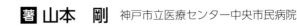

日本医事新報社
〒101-8718　東京都千代田区神田駿河台2-9

ご注文は
TEL：03-3292-1555
FAX：03-3292-1560
URL：http://www.jmedj.co.jp/

書籍の詳しい情報は小社ホームページをご覧ください。

医事新報　検索

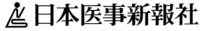

巻頭言

「昨日の敵は今日の友」という言葉がありますが，ウィリアム・オスラー医師は著書 "The Principles and Practice of Medicine" の中で，第2版までは肺炎のことを "It is the special enemy of old age." 「肺炎は老人の仇敵」と表現していました。しかし，オスラー医師が50歳のときに刊行された第3版では，"Pneumonia may well be called the friend of the aged." と，老いの苦悩から安らかに救ってくれる「肺炎は老人の友」という表現に変わっていました。

本書の前版は2013年に刊行されましたが，おかげさまで好評を頂き，2017年に日本呼吸器学会から『成人肺炎診療ガイドライン2017』が発行されたことを受けて改訂することになりました。この新しい肺炎診療ガイドラインでは，老衰経過中や原疾患末期の終末期の肺炎について，治療差し控えのオプションも提示されたことが話題になりました。

あるときは病前の状態まで回復することを目標に徹底的に戦い，一方で回復が望めないときには，終末期の高齢者を軟着陸させ，患者さん本人の尊厳を守ることも「肺炎に立ち向かう」ことになるのだろうと思います。

前版では私があれもこれもと欲張りすぎたため，他のjmedmookシリーズと比べて大幅にページ数が多くなってしまいました。今回の改訂版では，本書の主な読者が実地医家の先生方ですので，ジェネラリストにとって重要な話題を21項目にしぼり，内容をブラッシュアップして本誌に掲載しました。重症肺炎や医療関連肺炎・院内肺炎についても，情報を更新した10項目を電子版でお読み頂けます。

項目によってはあまり内容が変わっていないものもありますが，感染症専門医である青木 眞先生の『臨床家は定期的に「ほとんど新しいことなし」というのを確認するのが仕事』という言葉の通り，本当に大切なことはそれほどコロコロ変わらないのです。

改訂版でもジェネラリストや研修医をはじめとした，呼吸器や感染症を専門としない医師が肺炎に立ち向かうにあたり，一助となることを願っています。

2019年2月　　京都大学医学部附属病院臨床研究教育・研修部特定助教

山本舜悟

CONTENTS

最新 侮れない肺炎に立ち向かう！
非専門医のための肺炎診療指南書

jmedmook 60
2019年2月

第1章　市中肺炎の診断はどうする？

1	肺炎の診断をする前に押さえておきたいこと――「肺炎」と「かぜ」の見わけ方	山本舜悟	1
2	市中肺炎の診断に身体診察でどこまで迫れるか？その限界は？	神宮司成弘／植西憲達	9
3	グラム染色と培養検査の活かし方――よい検体の取り方	忽那賢志	16
4	「診療所」での肺炎診療――治療の実際，いつ病院への紹介が必要？	八藤英典	24
5	尿中抗原，抗体検査の使い方	三河貴裕	29
6	肺炎を「見抜く」ための画像検査――X線とCTの適応と読影上の注意，見逃しやすいポイント	倉原　優	36
7	そっくり症状に惑わされず肺炎と心不全を見わける方法	飛野和則	43
8	結核が疑われたときにキノロンを避けるべきケース，使ってもよいケース	大場雄一郎	54
9	重症度分類の使い方とその限界を知っておこう！――A-DROP，CURB-65，CRB-65，PSI	山本舜悟	62

第2章　病院での市中肺炎の治療――症例に応じたベストチョイスを！

10	重症度に応じた治療薬の選択方法――非定型肺炎をいつカバーするか？	山本舜悟	71
11	経過観察の仕方と治療期間の決定――内服薬への変更のタイミングとフォローアップ	栃谷健太郎	79
12	「よくならない場合」に何を考えるか？――自然経過，肺炎随伴性胸水，膿胸，ほかの原因など	八板謙一郎／山口征啓	85
13	非感染性肺炎を疑ったらどうする？――特発性間質性肺炎，薬剤性肺炎など	皿谷　健	94

第3章　高齢者の肺炎と引き際について

14	「訪問診療」での肺炎診療――なるべく在宅でといわれたら？	春原光宏	103

	15	超高齢者の肺炎──誤嚥性肺炎の診断・治療・予防と終末期における治療の引き際は？	青島朋裕	112

第4章　ゼッタイ押さえておきたい！　病原体ごとに異なる診療上の注意点

	16	肺炎球菌性肺炎に本当に狭域ペニシリンで戦ってよいか？──ペニシリンの投与方法	岡　秀昭	121
	17	マイコプラズマ肺炎でのマクロライド耐性はどれくらい問題なのか？──マクロライドの適応を考える	久保健児	130
	18	インフルエンザウイルスと肺炎──ウイルスそのものによる肺炎とインフルエンザ後肺炎	柳　秀高	138

第5章　知っておきたい特殊な患者における診療上の注意点：外来編

	19	COPD患者の咳と痰が増えたとき，どうする？──COPD急性増悪と肺炎	大藤　貴	146
	20	妊婦の肺炎──X線検査をしても大丈夫？	池田裕美枝	154

第6章　肺炎は予防も大事！

	21	インフルエンザワクチン，肺炎球菌ワクチン，プラス禁煙が予防の王道！	一ノ瀬英史	162
	◆Column：経口第3世代セファロスポリンを推奨しない理由		山本舜悟	167

第7章　お悩みQ&A──ほかの先生はどうしているの？　こんなとき！

	Q1	肺癌や転移性肺腫瘍を基礎疾患に持つ患者の治療薬選択と治療期間の設定は？	河村一郎	168
	Q2	下気道症状を有し肺炎が疑われる患者で，胸部X線では浸潤影を認めず，膿性痰をグラム染色するとインフルエンザ桿菌を疑う小さいグラム陰性菌が大量にみられるが，胸部CTを撮影するべきか？	倉原　優	169
	Q3	成人市中肺炎の軽症例のエンピリック治療について，レボフロキサシン以外に何かよい処方はあるか？	大場雄一郎	170
	Q4	入院における誤嚥性肺炎のエンピリック治療ではスルバクタムのようなβラクタマーゼ阻害薬との合剤が必要？	山本舜悟	171

CONTENTS

最新 侮れない肺炎に立ち向かう！
非専門医のための肺炎診療指南書

jmedmook 60
2019年2月

Q5	多剤耐性緑膿菌による肺炎はどのように治療をすればよいか？	羽山ブライアン	172
Q6	基礎疾患があって通院している方が「かぜ」といって受診し，肺炎とみられる場合，感染症専門科へ紹介したほうがよい？	大藤　貴	173
Q7	初期診療を診療所で始めた場合，どのくらいの間隔で効果判定をするか？また，どのような場合に治癒していないと判断して，高次医療機関に紹介したほうがよいか？	栃谷健太郎	174
Q8	NHCAPガイドラインをどう使いこなせばよいか？	櫻井隆之	174
Q9	肺炎にあまり使われない抗菌薬（ミノサイクリン，クリンダマイシン）などの肺炎での使い方は？	山本舜悟	175
Q10	レスピラトリーキノロンを積極的に避けるべきなのはどのようなとき？	大場雄一郎	177
Q11	点滴薬でよくなったらどの内服薬に切り替えたらよいか？そもそも内服に変える必要性はあるか？	栃谷健太郎	177
Q12	グラム染色が不可能な状況（物品・技術力の問題）で，培養検査のみを提出するしかない場合には肺炎の診断，治療はどうするべきか？	忽那賢志	178
Q13	MRSAに対するバンコマイシンのMICが2の結果が出た場合，どうしたらよいか？	後藤道彦	179
Q14	市中肺炎と思われる状況で呼吸不全が進行し，治療に反応しない場合，気管支鏡でも診断がつかなければ開胸肺生検をどの程度行えばよいか？また，免疫不全患者の場合はどうか？	倉原　優	180
Q15	肺炎で抗菌薬の投与期間は，「重症度」以外にどのような指標をもとに設定したらよいか？	山本舜悟	181
Q16	救急外来でのグラム染色は危険なのか？	大場雄一郎	182
Q17	市中肺炎の初期治療について，βラクタム薬にマクロライド系薬かニューキノロン系薬の静注薬の併用は必要か？	山本舜悟	182

◆ 索引　　184

▶付属のシリアルナンバーを登録すると，本誌の内容に以下の10項目を加えた電子版をご覧いただけます．利用方法・登録の手順については巻末をご参照下さい．

電子版 (e Chapter) contents

e-1 ➡ 重症肺炎との戦い方

1	「救急外来」での肺炎診療	河野慶一
2	重症肺炎の呼吸管理―人工呼吸管理，NPPV，HFNC	藤井智子
3	レジオネラ肺炎の診断と治療は?	馳　亮太
4	MRSA肺炎はいつ疑って，どう治療する?	後藤道彦

e-2 ➡ 知っておきたい医療関連肺炎と院内肺炎のこと

5	HCAP，HAP，VAPって何? どうやって診断するの?―CPIS，グラム染色	羽山ブライアン
6	HCAP，HAP，VAPの治療はどうする?―I-ROADで重症度を分類	櫻井隆之
7	VAPの予防	法月正太郎

e-3 ➡ 知っておきたい特殊な患者における診療上の注意点：入院編

8	ステロイド・免疫抑制薬投与中の肺炎をどう診る?	佐田竜一
9	HIV患者の肺に影があったら?	村松　崇
10	肺癌患者の肺炎をどう診る?	河村一郎

執筆者一覧

(掲載順)

山本舜悟	京都大学医学部附属病院臨床研究教育・研修部特定助教
神宮司成弘	藤田医科大学病院救急総合内科助教
植西憲達	藤田医科大学病院救急総合内科病院教授
忽那賢志	国立国際医療研究センター国際感染症センター国際感染症対策室医長
八藤英典	赤穂市民病院総合診療科部長／内科部長
三河貴裕	山梨県立中央病院総合診療科・感染症科副部長
倉原　優	近畿中央呼吸器センター呼吸器内科
飛野和則	飯塚病院呼吸器内科部長
大場雄一郎	大阪急性期・総合医療センター総合内科部長
栃谷健太郎	京都市立病院感染症内科医長／京都大学大学院医学研究科社会健康医学系専攻医療疫学分野
八板謙一郎	千鳥橋病院感染症内科部長
山口征啓	健和会大手町病院副院長
皿谷　健	杏林大学医学部付属病院呼吸器内科講師
春原光宏	東京大学保健・健康推進本部助教／東京大学医学部附属病院呼吸器内科
青島朋裕	洛和会音羽病院感染症科副部長／総合内科医長
岡　秀昭	埼玉医科大学総合医療センター感染症科准教授
久保健児	日本赤十字社和歌山医療センター感染症内科部副部長／救急科部
柳　秀高	東海大学医学部付属病院総合内科講師
大藤　貴	国立国際医療研究センター国府台病院呼吸器内科
池田裕美枝	京都大学大学院医学研究科社会健康医学系専攻健康情報学
一ノ瀬英史	いちのせファミリークリニック副院長
河村一郎	大阪国際がんセンター感染症内科副部長
羽山ブライアン	がん研究会有明病院感染症科副医長
櫻井隆之	NTT東日本関東病院感染対策推進室長／総合診療科
後藤道彦	アイオワ大学医学部内科感染症部門 Assistant Professor
河野慶一	横須賀市立うわまち病院救命救急センター
藤井智子	京都大学大学院医学研究科医学専攻疫学・予防医療学分野
馳　亮太	日本赤十字社成田赤十字病院感染症科部長
法月正太郎	国際医療福祉大学大学院医学研究科博士課程医学専攻
佐田竜一	天理よろづ相談所病院総合診療教育部／感染症管理センター
村松　崇	東京医科大学病院臨床検査医学科助教

1章 市中肺炎の診断はどうする？

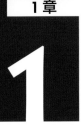

1 肺炎の診断をする前に押さえておきたいこと——「肺炎」と「かぜ」の見わけ方

400字で言い切ると…

治療介入が必要な「かぜ」か、を見きわめよ！

▶ 患者自身が「かぜと思うのだけれど」といって受診する自己申告の「かぜ」症候群にはいろいろな原因が含まれる。
　⇒ 1 p.2

▶ この中から，治療介入が必要なものを見きわめるのが「かぜ」診療における医師の使命である。
　⇒ 2 p.2

▶ 「気道症状がない」にもかかわらず，安易に「上気道炎」としない。
　⇒ 3 p.3

▶ 咳，はな，のどの3症状が同時に同程度存在する病態（感冒）では，抗菌薬は不要である。
　⇒ 4 p.3

▶ 基礎疾患がない，非高齢者の急性気管支炎ではほとんどの場合，抗菌薬は不要である。咳のある患者すべてに抗菌薬を処方することは割に合わない。
　⇒ 6 p.5

▶ 長引く咳，痰のある患者に抗菌薬を処方したくなる衝動に駆られるときは，結核の可能性を想起する。
　⇒ 7 p.6

1 「かぜ」なんて医師なら誰でも診られる？

症例1　特に既往のない36歳，女性

- 3日前からの微熱，咳，咽頭痛で外来を受診した。鼻汁もある。熱は前日の夕方に37.7℃あったが，今は市販の感冒薬を飲んで下がっている。
- 診察では少し咽頭に発赤がある程度で，その他特記するべき所見はない。

悩みどころ

1) 一見，外来でよくみられる「かぜ」の（ように思われる）患者であるが，本当に「かぜ」といってしまってよいだろうか？
2) 診察はどこまですればよいのだろうか。X線は撮らなくてよいのだろうか？
3) 「肺炎」ではなく「かぜ」と言い切るにはどのような条件が必要だろうか？

- 一般外来に「かぜを引いた」といって来院する患者について，何も考えずに「かぜ」といってしまっても，おそらくほとんどの場合は問題ない。それはこうした症状で受診する人のほとんどが，実際に治療介入を要さない「かぜ」の患者だからである。
- ところが，一定の割合（おそらく数パーセント）で「かぜ」ではない患者が紛れ込む。それは肺炎や髄膜炎，時には敗血症だったりする。
- 「かぜ」なんて医師なら誰でも診られると思われがちだが，「かぜ」を診られるということは，すなわち「かぜ」以外の疾患を見きわめられることに他ならない。初診時に「かぜ」のような症状で訪れる重症疾患は無数にある。「かぜ」の診療は容易ではないと認識することが，誤診を避けるための第一歩である。

2 「かぜ」とは何か？

- 「かぜ」の定義は書物によって様々だが，UpToDateの"common cold（普通感冒）"の項目をみると，「ある種のウイルスによって起こる良性の自然軽快する症候群」と定義づけられている。
- 実際にウイルスによるものかどうかについても議論のあるところだが，「結果的に」自然軽快したのであれば，ゴミ箱診断的だがウイルスによるものと考えてしまっても問題は少ない。しかし，実地臨床において目の前の患者の症状が自然軽快するかどうかは予言者でもなければわからない。
- 田坂[1]は，患者自身が「かぜと思うのだけれど」といって受診する症候群を「かぜ」症候群と呼んだ。患者の自己申告による「かぜ」の原因には，**表1**のように雑多なものが含ま

れるが，目の前の患者の症状からアプローチするには用いやすいので，本項でもこれを「かぜ」と呼ぶ。これらの中から治療介入が必要なものとそうでないものを見きわめるのが「かぜ」診療における医師の使命といっても過言ではない。

表1　患者の自己申告による「かぜ」症候群の原因

- ウイルス感染症
- 抗菌薬を必要としない細菌感染症
- 抗菌薬を必要とする細菌感染症
- 少し変わった感染症：リケッチア感染症，真菌感染症，原虫感染症など
- 感染症ではないもの

3　「かぜ」を分類する

■ 2017年に厚生労働省が発行した「抗微生物薬適正使用の手引き 第一版」では急性気道感染症を表2[2)]のように分類した。それぞれの抗菌薬の必要性についても表2の通りである。

表2　急性気道感染症の病型分類

病型	鼻汁・鼻閉	咽頭痛	咳・痰	抗菌薬の必要性
感冒	△	△	△	原則なし
急性鼻副鼻腔炎	◎	×	×	中等症または重症例のみ
急性咽頭炎	×	◎	×	A群連鎖球菌が検出された場合のみ
急性気管支炎	×	×	◎	原則なし（百日咳を除く）

◎は主要症状，△は際立っていない程度で他症状と併存，×は症状なし〜軽度

（文献2をもとに作成）

■ 重要なことは「気道症状がない」にもかかわらず，安易に「上気道炎」としないことである。一見当たり前かもしれないが，気道症状がほとんどないにもかかわらず「上気道炎」として対処されている患者を数多く見かける。

■ おそらく「原因のよくわからない発熱」→「なんとなくウイルス感染症か？」→「ウイルス感染ならかぜ，上気道炎ということにしておこう」という論理ではないかと想像する。実際，筆者も研修医の頃はそうしてしまっていたことがあった。

■ 「かぜ」に関する誤診を減らすには，「気道症状がないにもかかわらず，上気道炎と呼ぶことをやめる」というところから始めるとよい。局所症状が乏しい発熱には，敗血症など見逃せば致命的になりうる疾患が含まれることが多いので注意する。

4　肺炎を考えなくてもよい気道感染症とは？

■ 表2の感冒は「咳，はな，のどの3症状が同時に同程度存在する病態」であり，症例1はこれに相当する。

- これは自信を持って自然軽快する狭義の「かぜ」と診断できる病態であり、発熱の有無にかかわらず抗菌薬不要である。というのも、同一患者で細菌性の副鼻腔炎、扁桃炎、肺炎の三者を同時に経験することは通常ないからである。
- 実際、咳のある患者を対象としたDiehrの肺炎予測ルール（**表3**）[3] では、咳、鼻汁、咽頭痛があり、他の症状がなければ（合計−3点であれば）、肺炎の可能性は0%とされる。
- 急性鼻副鼻腔炎は他の症状よりも鼻汁や鼻閉の症状が強いタイプであり、急性咽頭炎は咽頭痛などの症状が強いタイプである。どちらも肺炎との鑑別で迷うことは少ないと思う。
- 問題は急性気管支炎で、このタイプでは他の症状に比べて咳の症状が強い。肺炎との鑑別が重要になる。

表3　Diehrの肺炎予測ルール

症状・所見	点数
鼻汁	−2点
咽頭痛	−1点
寝汗	1点
筋肉痛	1点
1日中みられる喀痰	1点
呼吸数＞25回/分	2点
体温≧37.8℃	2点

合計点数	肺炎の可能性
−3点	0%
−2点	0.7%
−1点	1.6%
0点	2.2%
1点	8.8%
2点	10.3%
3点	25.0%
4点以上	29.4%

（文献3より改変）

5　気管支炎と肺炎の見わけ方

- 気管支炎はほとんどの場合、抗菌薬を必要とせず、逆に肺炎では抗菌薬を必要とする。
- 気管支炎は「喀痰の有無は問わないが、咳を主症状とする急性の呼吸器感染症」と定義されている[4]が、この定義は肺炎でも満たしてしまうという問題がある。現実的には、咳や痰、発熱を主症状とする病態の中で、肺炎ではないものを気管支炎と呼んでいる。それでは、肺炎ではないとするにはどのような条件が必要になるだろうか？
- 胸部X線で肺炎像があれば肺炎、なければ気管支炎とするのはシンプルでわかりやすいが、どのようなときにX線を撮るべきだろうか？　米国内科学会の指針によると、通常胸部X線を必要としない条件は**表4**[5]の通りである。
- 急性の咳で救急外来を受診した成人を対象にした研究で、バイタルサインの異常が増えれば増えるほど肺炎の可能性が高いというものがある。急性の咳を呈する患者で、**表5**[6]中の体温で赤信号、体温以外のバイタルサインで黄信号が1つでもあれば、胸部X線撮影を考慮したほうがよいだろう。

表4　胸部X線を必要としない条件

基礎疾患のない非高齢者では①②がなければ、通常胸部X線は不要
① バイタルサインの異常（脈拍100回/分以上、呼吸数24回/分以上、体温38℃以上）
② 胸部聴診所見の異常

（文献5より改変）

表5 バイタルサインと肺炎の可能性

	青信号	黄信号	赤信号
体温（℃）	≦37.5	37.6〜38.6	＞38.6
脈拍（回/分）	＜100	100〜119	≧120
呼吸数（回/分）	＜20	20〜29	≧30
SpO_2（％）	95〜100	90〜94	＜90

（文献6より改変）

- また，表3のDiehrの肺炎予測ルールを用いるのも役に立つが，種々の肺炎予測ルールと「医師の判断」を比べると，「医師の判断」のほうが感度は優れていたという報告もあり[7]，心肺機能の予備力の少ない発熱・咳患者では予測ルールは参考程度にして，積極的に胸部X線を撮ったほうがよいかもしれない。
- とはいえ，咳のある患者すべてにX線を撮るのは現実的ではないし，X線の偽陰性（実際は肺炎があるのに肺炎を指摘できない）の問題がある。X線の偽陰性の要因には医師の読影能力の問題があるが，経験のある放射線科医同士でも胸部X線上の肺炎の有無の一致率は87％しかなかったという報告がある[8]。
- 患者側の問題（好中球減少や脱水があると浸潤影が出にくい）も大きい。肺炎の疑いで入院した患者の約1/3がX線は正常だったが，X線で肺炎像があった患者となかった患者を比べて，培養（喀痰培養，血液培養）陽性率や病院内死亡率の差はなかったとする報告もある[9]。それでは全例でCTを撮ればよいかというと，これはさらに現実的ではない（☞1章6）。
- 通常，気管支炎ではみられない症状（悪寒・戦慄，胸膜痛）や表5のバイタルサインの赤信号，聴診上のラ音や山羊音といった所見があれば，画像で異常がみられなくても，臨床的に肺炎として治療したほうがよいかもしれない[10]。身体所見は時に画像所見よりも鋭敏なことがある（☞1章2）。

6 気管支炎には通常抗菌薬は不要だが…

- 急性気管支炎ではほとんどの場合，抗菌薬は不要である。とはいえ，実はコクランレビューでは，急性気管支炎に対する抗菌薬は再診時の咳症状が少なくなる〔NNT (number needed to treat) ＝6〕，夜間の咳症状が少なくなる（NNT＝7），臨床医による全体評価で改善を示す患者が増える（NNT＝11）など一定の効果を認めている[11]。
- 評価対象になった研究は，胸部X線による肺炎の除外を必須にしていないものがほとんどであり，一部肺炎が紛れ込んでいた可能性を秘めている。前述した通り，咳の患者すべてに胸部X線を撮影することは現実的ではなく，ある意味臨床の現場を反映していると考えられる。

- 一方で、抗菌薬投与群では副作用が有意に増えた〔number needed to harm（NNH）＝24〕[11]。患者の症状軽減を期待して抗菌薬を処方する医師は多いが、呼吸器症状がいくらか改善したとしても、呼吸器症状以外の副作用をもたらすのであれば、たとえNNTが6（6人に投与すれば1人の咳症状を改善させることができる）だとしても、咳の患者にルーチンに抗菌薬を処方するのは「割に合わない」ということになる。
- 抗菌薬に限らず、薬が「効く」「効かない」を判断する際には、「どれくらい効いて」、それが「患者に何をもたらすのか」を意識しなければならない。
- また、COPD患者など慢性肺疾患のある患者では上気道炎をきっかけに呼吸状態が悪化することもあり、別枠としてとらえたほうがよい（☞ **5章19**）。

7 悩ましいとき：気管支炎と肺炎の鑑別に迷うとき

症例2　55歳男性

- 2日前の朝から咽頭痛、咳があり、当日の夕方には37℃の発熱がみられたため救急外来を受診した。ロキソニン®、ムコスタ®、PL配合顆粒を処方され帰宅。翌日も39℃台の発熱があり、咳が悪化してきたので、本日内科外来を受診した。
- 胸の奥からこみ上げるような咳があり、痰も伴う。ロキソニン®を飲むと熱は下がるが、下がりきらない。咳がひどくて夜も眠れない。食欲は低下している。

既往歴：3年前に胃癌に対して内視鏡的粘膜下層剥離術を施行。
喫煙歴：咳が出てからは喫煙をやめているが、1日15本を30年間吸っていた。
身体所見：血圧125/85mmHg、脈拍105回/分、呼吸数18回/分、体温37.5℃、SpO_2 98%。副鼻腔圧痛なし、咽頭発赤なし、頸部リンパ節腫脹なし、呼吸音は清で左右差なし、喘鳴なし、その他異常なし。
胸部X線：右下肺野の気管支周囲の透過性が若干低下しているようにも見えるが、はっきりしない。

悩みどころ

1) **症例2**のように「夜も眠れない」ほど強い咳を訴えて来院する患者をたまに診ることがある。この症例では、普通感冒よりも症状が強いことや、脈拍が100回/分を超えており、**表4**の基準を考えても胸部X線撮影の適応になる。ところが、X線では微妙な所見で明らかな肺炎というほど自信が持てない。
2) 患者の症状はつらそうで、抗菌薬を出してあげたい気持ちになるが、気管支炎という診断だと抗菌薬を出すのははばかられる。かといって胸部CTまで撮影するかというと、それはやりすぎなのではないか？

- 前項で述べたように，急性気管支炎に対する抗菌薬の主な効果が症状緩和なのであれば，症状が強い患者に投与することに関してはある程度許容されるのではないか，という言い訳をしつつ，患者へ抗菌薬の副作用を説明した上で，筆者も時に抗菌薬を投与してしまうことがある。
- 抗菌薬を処方する場合，膿性痰を伴っていれば，肺炎球菌やインフルエンザ桿菌によるものを考え，アモキシシリンを3日間投与し，乾性咳嗽であれば非定型細菌を考えてドキシサイクリンを3日間処方する（図1）。

ほとんどの症例で抗菌薬は不要
↓ しかし…

- 夜も眠れないほどの咳など症状が強い場合
- 抗菌薬の副作用を説明して患者と相談した上で処方する場合

⇒ 膿性痰を伴うなら
　アモキシシリン　1回500mg　1日3回　3日間

⇒ 乾性咳嗽なら
　ドキシサイクリン　1回100mg　1日2回　3日間

図1　急性気管支炎に対する抗菌薬治療

- アモキシシリンを3日間投与する理由は，重症でない市中肺炎の治療ではアモキシシリンによる3日間と8日間で治療成績に差はなかったという報告に基づく[12]。気管支炎との区別が問題になるような軽症肺炎であれば3日間で十分だろうと考えてのことである。
- このような症例でも，抗菌薬を処方するのに若干の後ろめたさを感じるが，抗菌薬の乱用を避けるために，あえて後ろめたさは感じ続けるようにしている。
- あるいは，明らかな抗菌薬の適応がないと判断した場合は，抗菌薬の延期処方（delayed antibiotic prescription）も有効な戦略である。これは簡単に言えば「少し様子をみて，よくならなかったら抗菌薬を使いましょう」というものである。悪いアウトカムを増やすことなく，抗菌薬使用量を減らすことができる[13, 14]。
- また，長引く咳，痰のある患者に抗菌薬を処方したくなる衝動に駆られるときは，ぜひ結核の可能性を想起したい。**症例2**は2日前からの症状であり，結核の検索は不要と考えたが，咳が遷延する例（特に2週間以上続く場合）では，考慮する必要がある（☞**1章8**）。

文 献

1) 田坂佳千:今日の治療. 2006;13:17-21.
2) 厚生労働省健康局結核感染症課:抗微生物薬適正使用の手引き 第一版. 2017.(2018年11月閲覧)
   http://www.mhlw.go.jp/stf/seisakunitsuite/bunya/0000120172.html
3) Diehr P, et al:J Chronic Dis. 1984;37(3):215-25.
4) Gonzales R, et al:Ann Intern Med. 2001;134(6):521-9.
5) Harris AM, et al:Ann Intern Med. 2016;164(6):425-34.
6) Nolt BR, et al:Am J Emerg Med. 2007;25(6):631-6.
7) Emerman CL, et al:Ann Emerg Med. 1991;20(11):1215-9.
8) Young M, et al:Arch Intern Med. 1994;154(23):2729-32.
9) Basi SK, et al:Am J Med. 2004;117(5):305-11.
10) Metlay JP, et al:Ann Intern Med. 2003;138(2):109-18.
11) Smith SM, et al:Cochrane Database Syst Rev. 2017;6:CD000245.
12) el Moussaoui R, et al:BMJ. 2006;332(7554):1355.
13) de la Poza Abad M, et al:JAMA Intern Med. 2016;176(1):21-9.
14) Spurling GK, et al:Cochrane Database Syst Rev. 2017;9:CD004417.

(山本舜悟)

1章 市中肺炎の診断はどうする？

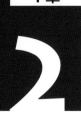

市中肺炎の診断に身体診察でどこまで迫れるか？ その限界は？

400字で言い切ると…

肺炎診断での身体診察の有用性と限界を知る！

▶ 肺炎診断の重要な身体所見として，バイタルサインと山羊音や気管支性呼吸音など特異度の高い胸部所見がある。
➡ 1 p.10

▶ 症状と身体所見を組み合わせた簡便な肺炎の予測ルールを用いて，プライマリ・ケアや救急外来で肺炎の除外診断が可能となる。
➡ 2 p.11

▶ 肺炎診断で胸部X線よりも身体所見が優れる状況があり，胸部所見のとり方のコツや機序を知ることで身体診察の精度を上げることが必要である。

▶ 市中肺炎と診断された場合，pan-inspiratory cracklesとlate inspiratory cracklesとを聴きわけることで細菌性肺炎と非定型肺炎の鑑別に役立つ。
➡ 3 p.12

▶ 肺炎を身体診察で診断する限界として，所見の感度・特異度の偏りや所見の一致率の低さ，所見の乏しい肺炎の存在がある。
➡ 4 p.13

1 肺炎を示唆する身体所見について

> **症例1　生来健康な40歳，男性**
> - 3日前からの微熱，咳嗽，喀痰で外来を受診した。熱は昨日38℃まで上がったが，現在は市販の感冒薬で解熱している。
> - 診察時のバイタルサインは体温37.8℃，血圧110/70mmHg，心拍数88回/分，呼吸数18回/分，SpO_2 98%（室内気）であった。
> - 胸部聴診にて左肺に気管支性呼吸音が認められ，他の異常な身体所見は認められなかった。
> - 胸部X線検査にて気管支性呼吸音聴取部位に浸潤影を認め，急性肺炎と診断した。

> **悩みどころ**
> 1) 肺炎を診断する際に身体診察はどこまで役立つのか？
> 2) 画像所見を用いずに肺炎を除外することは可能か？

- 咳嗽など呼吸器症状を主訴とした受診はプライマリ・ケア，救急外来を問わず多数みられ，その中に占める肺炎の割合はプライマリ・ケアで約5%[1,2]，救急外来で10～15%[3～5]程度である。この頻度の中で，肺炎症例を拾い上げるためバイタルサインや胸部診察所見についての考察が行われてきた。
- 肺炎の診断に対して，バイタルサインでは体温，呼吸数，心拍数が重視されており，胸部診察では限局性に認められる所見（山羊音，気管支性呼吸音，打診濁音，呼吸音減弱）が重用される。
- 表1に急性の発熱，咳，喀痰あるいは呼吸困難を示す外来患者6,000例以上についてバイタルサインと胸部診察所見のそれぞれを陽性尤度比が高い順に記載した[6]。肺炎を疑う患者で山羊音，気管支性呼吸音，打診濁音のいずれかが認められれば肺炎の可能性を高めることができる。
- 肺炎の身体所見でcracklesが有名ではあるが，表1のように陽性尤度比1.8であり単独の所見では肺炎の可能性に与える影響は小さいと解釈される。

表1　肺炎における各所見の精度

所見	感度（%）	特異度（%）	陽性尤度比	陰性尤度比
体温≧37.8℃	27～69	49～94	2.0	0.7
呼吸数≧28回/分	36	82	2.0	0.8
心拍数≧100回/分	17～65	60～92	1.6	0.8
山羊音	4～16	96～99	4.1	有意差なし
気管支性呼吸音	14	96	3.3	有意差なし
打診濁音	4～26	82～99	3.0	有意差なし
限局性呼吸音減弱	15～49	73～95	2.3	0.8
crackles	19～67	36～94	1.8	0.8

（文献6，p217より改変）

2 肺炎の予測ルールを用いて診断精度を上げる

- 前述の肺炎の可能性を上げる所見では感度が低く，肺炎の除外診断は不可能である。しかし，これらの所見を組み合わせることによって肺炎の診断精度を上げる予測ルールが開発されており，その中のいくつかを紹介する。
- Heckerlingら[7]による予測ルールは，発熱や呼吸器症状で受診した患者について，①37.8℃以上の体温，②100回/分以上の心拍数，③cracklesあり，④限局性呼吸音減弱，⑤喘息がない，の5つの所見のそれぞれに1点ずつ加点する方式である。
- このルールを利用し，プライマリ・ケアや救急外来での肺炎の診断確率が示されている（表2）[8]。このルールを用いれば，肺炎を除外することも可能となる。

表2 Heckerlingの予測ルールによる肺炎の確率

症状	点数
体温≧37.8℃（100°F）	1
心拍数≧100回/分	1
crackles	1
限局性呼吸音減弱	1
喘息なし	1

スコア	尤度比	プライマリ・ケアで発熱や急性の呼吸器症状を呈する患者（肺炎の有病率5％と設定）におけるスコア別の肺炎の確率	救急外来で発熱や急性の呼吸器症状を呈する患者（肺炎の有病率15％と設定）におけるスコア別の肺炎の確率
0	0.12	1	2
1	0.2	1	3
2	0.7	4	11
3	1.6	8	22
4	7.2	27	56
5	17.0	47	75

（文献8より改変）

- Gennisら[3]は3つのバイタルサイン異常がすべてない場合（呼吸数＜20回/分，心拍数＜100回/分，体温＜37.8℃），呼吸器症状を呈する患者の肺炎診断に対して陰性尤度比が0.18となることを示し，病前確率が低い状況では肺炎の除外が可能となる。
- Khalilら[4]による予測ルールは救急外来（市中肺炎の有病率10％）において，バイタルサインの異常（体温38℃以上，心拍数100回/分以上，呼吸数20回/分以上，室内気でSpO$_2$ 95％未満）が1つでもあり，さらに呼吸器症状の中で咳嗽あるいは胸痛，息切れのいずれかがあった場合，市中肺炎診断の感度90％，特異度76％，陽性尤度比3.72，陰性尤度比0.13であった。肺炎の有病率が高くなる救急外来でも，肺炎の可能性を下げられる簡便なツールとして利用できる。

3 肺炎に関わる身体診察の精度を上げる

胸部X線所見のない肺炎

- 市中肺炎とする臨床診断で入院するほどの重症度であっても，胸部X線所見は正常な患者が認められる。その中で約10%は72時間後までにX線で肺炎を示唆する所見が出現するが[1]，X線変化に先んじて身体所見で異常所見を認めることがあり，臨床現場で重要となる。

肺炎診断で身体診察が胸部X線より優れる状況

- 胸部のうち心臓背側はX線で評価しがたい部位であり，ベッドから動かせないなど側面像の撮れない状況でも聴診での評価が可能である。
- また肥満患者の片側の横隔膜が高いのと下葉の浸潤影の鑑別は胸部X線で評価困難なことが多く，聴診音も減弱しているが，気管支性呼吸音や山羊音が聴取されれば肺が病的な状態であることが示唆される[9]。

肺炎の身体所見の出現順序

- 定説によれば，肺炎の所見の出現する順序は以下の通りである[6]。

| crackles・限局性呼吸音減弱 | ⇒ | 打診濁音・異常な声音共鳴（山羊音など）・気管支性呼吸音 |

- これらの所見のとり方についてポイントを**表3**にまとめた。

表3 肺炎での胸部異常所見のとり方と機序について

crackles	・様々な肺病変で聴取される非連続性の音で，病変部位が一定している肺炎では，その部位でのみ聴取される ・米国胸部疾患学会（American Thoracic Society；ATS）ではcoarse crackles（強い低調音で1呼吸当たりの数が少ない）とfine crackles（微細な高調音で1呼吸当たりの数が多い）と命名している ・吸気の初期に現れ，吸気の中期以降に続かないものを吸気早期cracklesと呼び，吸気の後半まで続くものを吸気後期cracklesと呼ぶ
限局性呼吸音減弱	・呼吸音が部分的に小さく聞こえ，対側の同じ箇所と比較した上で異常所見ありと判断する ・限局的な気道閉塞，もしくは肺と聴診器の間に存在するコンソリデーション，気胸，胸水や線維化などによる肺・胸膜間の拡大により引き起こされる[9]
打診濁音	・比較打診法（左右胸部を比較して病変を判定）で非対称性の濁音を認めた場合に所見ありと判断する ・この所見は肺炎や胸部X線写真の異常を示唆する点で有用性を示しているが感度は低いため，呼吸音減弱やcracklesが認められた部位の評価が特に重要となる
触覚振盪音 （＝声音振盪）	・患者に二重母音のある単語（日本語では愛，会う，言うなど）を低い声で出してもらいながら胸部を触診し，非対称性に減弱した場合のみを異常所見とする ・二重母音を発声してもらう理由は，触覚振盪音の欠如しやすい場合（声が高い/小さい，胸壁が厚い）でも感度を上げられるためである[9]
山羊音	・患者に「イー」と発声してもらいながら胸部を聴診し，正常部位は発声内容と同様の音であるが，山羊の声のような音質が著明に聴取できる部位が限局性に確認できた場合に異常所見とする
気管支性呼吸音	・比較的大きな近位気道で発生する強く，高調な呼吸音で，健常者では気管，右側の肺尖部のみ聴取されるが，肺炎や多量の胸水の存在によって高周波数の伝導が良好となることにより，他部位でも同様の呼吸音が聴取されるようになる異常所見である

胸部聴診の注意点

- 胸部聴診を行う前提として以下の点を基本とする[9]。

> ① 聴診する部屋をできる限り静かにする。
> ② 患者体位が適切であることを確認する。
> ③ 患者に口を開けて深呼吸してもらうように指示する。
> ④ 胸部聴診では比較的高音を聞き取ることが多いため，チェストピースの膜面を強く胸壁に押し当てる。
> ⑤ すべての肺野を背面部の尖部から左右の違いを比較しつつ，一定の順序で聞いていく。

cracklesで細菌性肺炎と非定型肺炎を鑑別する

- 市中肺炎と診断した際に，cracklesが聴取されれば細菌性肺炎（bacterial pneumonia；BP）と非定型肺炎（atypical pneumonia；AP）の鑑別に有用であることがNorisueら[10]より報告されている。
- BPはAPよりも有意差をもってpan-inspiratory cracklesが聴取され，APはBPよりも有意差をもってlate inspiratory cracklesが聴取される。
- BPにおけるpan-inspiratory cracklesの感度は83.1%，特異度85.7%，陽性適中率90.7%，陰性適中率75%であった。APにおけるlate inspiratory cracklesの感度は80.0%，特異度84.7%，陽性適中率75.7%，陰性適中率87.7%であった。

cracklesと胸膜摩擦音を鑑別する

- 胸膜摩擦音は胸膜疾患に出現し，呼吸運動に伴って生じる音であるが，cracklesと同様の音を生じる場合があり，肺実質病変と鑑別を要する。
- 胸膜摩擦音は主に呼気時に発生するが，cracklesは吸気時に発生するため鑑別するポイントとなる[6]。

4 肺炎診断における身体診察の限界について

身体所見の感度・特異度の限界

- これまで説明してきた身体所見は肺炎を診断する感度と特異度のいずれか一方のみ高いものであり，肺炎を疑う状況で感度の高い所見のみ認め，特異度の高い所見は認められず，身体所見のみで肺炎の診断がつけられないため画像検査など他の検査を要することが多い。

身体所見の一致率の限界

- 胸部の身体診察では高度の観察者間誤差が指摘されている。市中肺炎を含む呼吸器疾患患者において代表的な身体所見の一致率は頻呼吸63%，crackles 72%，打診濁音77%，

wheezes 79%，声音振盪85％と報告されており[1]，所見が認知されないことで肺炎の診断につなげられない可能性がある。

胸部聴診の有用性の限界

- Leuppiら[5]は救急外来に胸部症状のため受診した症例において胸部聴診の診断に対する価値を報告している。肺炎の有病率は10.5%（n＝30/287）で，それ以外にも左心不全18.1%，非特異的胸痛12.9%，COPD 9.1%などが含まれ，肺炎のみを検討したものではないが，病歴聴取と胸部聴診で診断がついたのは約40%であった。
- その中で96.4%は病歴聴取のみで診断がつけられ，胸部聴診は最終診断に1%しか寄与しなかったとしており，救急外来においては胸部聴診所見に固執せず病歴聴取，検査も含め総合的判断が重要であることが示唆される。

所見が乏しい肺炎での身体診察の限界

- van Vugtら[2]はプライマリ・ケアに急性咳嗽のため受診した症例においてGP（general practitioners）の病歴聴取と身体診察のみでの肺炎診断の精度を報告している。
- 胸部X線での診断をゴールドスタンダードとしており，肺炎の有病率は5%（n＝140/2,810）であった。GPの病歴聴取と身体診察での肺炎診断の結果は感度29%，特異度99%，陽性適中率57%，陰性適中率96%であり，肺炎が認知されなかった症例では重篤な症状が乏しい傾向であった。
- 表4[2]に臨床診断で認知された肺炎と認知されなかった肺炎において症状・所見の頻度が比較されており，発熱，cracklesを含む胸部聴診所見の異常において有意差を認めた。見逃された肺炎の予後は不明であるが，肺炎診断において病歴聴取・身体所見の限界が示唆されている。

表4 臨床診断で認知された肺炎と認知されなかった肺炎の特徴

臨床症状・所見	臨床診断で認知された肺炎（%）	臨床診断で認知されなかった肺炎（%）	P値
鼻汁	44	64	0.031
発熱	90	41	<0.001
胸痛	68	52	0.068
胸部聴診異常所見	83	50	<0.001
限局性呼吸音減弱	15	20	0.441
crackles	66	16	<0.001
心拍数≧100回/分	24	7	0.004
呼吸数≧24回/分	10	2	0.040
血圧＜90/60mmHg	12	4	0.073

（文献2より改変）

文 献

1) Simel DL, 他編：JAMA版 論理的診察の技術. 日経BP社, 2010, p531-42.
2) van Vugt SF, et al：Eur Respir J. 2013；42(4)：1076-82.
3) Gennis P, et al：J Emerg Med. 1989；7(3)：263-8.
4) Khalil A, et al：Emerg Med J. 2007；24(5)：336-8.
5) Leuppi JD, et al：Swiss Med Wkly. 2005；135(35-36)：520-4.
6) Steven McGee 原著, 柴田寿彦 訳：マクギーの身体診断学 改訂第2版. 診断と治療社, 2014.
7) Heckerling P, et al：Ann Intern Med. 1990；113(9)：664-70.
8) Ebell MH：Am Fam Physician. 2007；76(4)：560-2.
9) Jane M. Orient, 原著：サパイラ 身体診察のアートとサイエンス 原書第4版. 医学書院, 2013, p369-426.
10) Norisue Y, et al：Postgrad Med J. 2008；84(994)：432-6.

（神宮司成弘, 植西憲達）

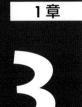

1章　市中肺炎の診断はどうする？

グラム染色と培養検査の活かし方 ──よい検体の取り方

400字で言い切ると…

病原微生物を突き止めることにこだわろう！

▶ 感染臓器にとどまらず病原微生物まで突き止めるのが感染症診療の原則！ 病原微生物を突き止めることにこだわろう。

▶ いかにして良質な検体を取るかが肺炎診療の肝である。

　　➡ 1　p.17

▶ 喀痰を採取したら自分で検体の質を評価しよう。喀痰の質の評価は外観所見とグラム染色所見で行う。

　　➡ 2　p.17

▶ 患者が痰を出せないときも諦めてはならない。脱水の補正，誘発喀痰，気管内吸引などの手段を駆使して検体を取る努力をしよう。

　　➡ 4　p.19

▶ グラム染色での形態に基づいて病原微生物を推定し，適切な抗菌薬を選択しよう。グラム染色は迅速性に優れ，直接菌を自分の目で確認できるという利点がある。

▶ グラム染色の限界を理解しよう。菌がみえれば細菌性肺炎の可能性は高いが，菌がみえなくても細菌性肺炎を否定することはできない。

　　➡ 5　p.20

▶ 培養検査結果の解釈には注意が必要。病原微生物を突き止めるには，グラム染色と培養検査の結果を相互補完して判断することが重要である。

　　➡ 6　p.21

▶ 診療所でも在宅医療でもグラム染色は強い味方！

　　➡ 7　p.22

1 肺炎を示唆する身体所見について

- 市中肺炎の診断・治療は簡単であると思っている医師は多い。実際に発熱と呼吸器症状から肺炎を疑い胸部X線で浸潤影を認めれば肺炎と診断できるし，適当な抗菌薬を1週間も処方しておけば多くの肺炎は治癒するだろう。
- IDSA（米国感染症学会）／ATS（米国胸部学会）の2007年の市中肺炎ガイドラインでは「軽症の肺炎では病原微生物を特定するための検査は必須ではない」としており[1]，このような漫然とした診断・治療を許容しているが，筆者の意見はこれとは異なる。
- 患者によりよい医療を提供するためには肺炎の重症度にかかわらず病原微生物を特定するための努力を怠るべきではないと考える。感染臓器だけにとどまらず病原微生物を推定・特定してから適切な抗菌薬を選択することが感染症診療の大原則である[2]。
- 肺炎の血液培養陽性率は7～16％と低く[3～6]，病原微生物を突き止めるためには良質な喀痰を採取することが最も確実な方法である。本項では良質な喀痰の採取法，喀痰グラム染色と培養検査の有用性と限界について述べる。

2 喀痰培養をオーダーするだけで終わらせてはならない

- 肺炎と診断した後，喀痰培養をオーダーし，看護師に「じゃあ，痰を出しておいて下さい」とお願いするだけでは適切な肺炎の診療はできない。痰の採取は病原微生物の診断における肝の部分である。どのような検体が細菌検査に提出されているのか，自分の目で必ず確認する必要がある。
- 市中肺炎で入院した患者が喀出した喀痰の45～50％は鼻咽頭のコンタミネーションであり，検査に不向きな不良検体と判断される[7～9]。本来なら不良検体は細菌検査室がリジェクトし医師に再提出を促すべきであるが，現状では国内の多くの細菌検査室が唾液のような喀痰であってもそのまま培養検査を行っているものと思われる。すなわち，検体の善し悪しは必ず主治医が確認しなければならない！
- 喀痰の質はまず肉眼的に判断する。Miller&Jones分類でP1以上であれば検体として適切であり検査に提出してよい（表1，図1）。M痰では再度検体を取り直すことが望ましいが，わずかでも膿性部分があれば痰をティ

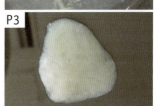

図1　M2痰とP3痰
M2痰：粘性痰の中に少量の膿性痰が含まれる
P3痰：膿性痰で膿性部分が2/3以上

表1　喀痰の肉眼的品質評価（Miller&Jones分類）

M1	唾液，完全な粘性痰
M2	粘性痰の中に膿性痰が少量含まれる
P1	膿性痰で膿性部分が1/3以下
P2	膿性痰で膿性部分が1/3～2/3
P3	膿性痰で膿性部分が2/3以上

ッシュなどに吸収させることでうまく膿性部分だけを選択しグラム染色を行うこともできる。

- グラム染色を行ったら，まずは弱拡大で観察し検体の質を再度評価する。検体の見た目は膿性でも意外と扁平上皮が多い，ということはよくある。100倍の倍率での1視野当たりの好中球と上皮細胞の数による分類がGeckler分類である（**表2，図2**）。成人の市中肺炎ではGeckler分類の4または5の検体が培養検査を行うのに適しているとされるが[10]，高齢者で誤嚥性肺炎が疑われるような場合には3の喀痰でも検査を行う意義はあるだろう。

表2 喀痰グラム染色による品質評価（Geckler分類）

	1視野当たりの細胞数	
	上皮細胞	好中球
1	>25	<10
2	>25	10〜25
3	>25	>25
4	10〜25	>25
5	<10	>25
6	<25	<25

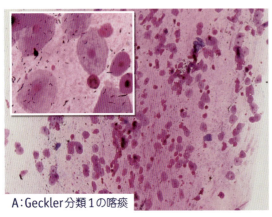
A：Geckler分類1の喀痰

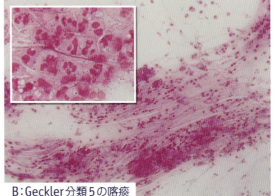
B：Geckler分類5の喀痰

図2 喀痰グラム染色の弱拡大像と強拡大像
A：1視野に25個以上の上皮細胞を認め，好中球はほとんど認めない
B：1視野に25個以上の好中球を認め，上皮細胞はほとんど認めない

3 よい検体の取り方

- グラム染色を診断に活用するためには良質な喀痰を採取することが前提である。前述のIDSA/ATSの市中肺炎ガイドラインにおいても喀痰グラム染色を行う前提条件として「良質な喀痰が採取されること」が挙げられている[1]。
- 採痰は以下の点に注意して行う[11]。

> ① 早朝起床時の喀痰が望ましい。
> ② 採痰前に歯磨き，喉のうがいをする。
> ③ 可能な限り個室で行う。
> ④ 深呼吸して咳とともに採痰容器の中に痰を直接入れる。
> ⑤ できる限り早く提出する（すぐに提出できない場合は冷蔵庫で保存する）。

4 悩ましいとき──どうしても痰が出せない場合は？

- 市中肺炎で入院した患者の40〜60％は喀痰を自己喀出できないとされる[7〜9]。肺炎と診断したのに痰が出ない，というのはよくあることである。しかし，痰が出ないからといってすぐに痰を取ることを諦めてはならない。「痰が取れませんでした」といってよいのは，痰を取るための努力を十分にした者だけである。

十分な補液と背中を優しくタッピング！

- 脱水で気道が乾燥していると痰が貯留していても粘稠性のためうまく喀出できないことがある。このような場合に補液を十分に行うことで痰が喀出できるようになることがしばしば観察される。この際に背中を優しくタッピングすることでも喀出しやすくなる。

高張食塩水によるネブライザーで喀痰を誘発

- 自己喀出で喀痰を得られない場合は，高張食塩水によるネブライザーを行うことによって誘発して喀痰を得られることがある。誘発喀痰は肺炎の診断において有用であり[12]，高張食塩水によるネブライザーによって得られる検体は自己喀出の喀痰と比較して質に差がないとされる[13]。
- 誘発喀痰は自己喀出ができない場合には有用である。気道刺激によって気管支攣縮が起こることを防ぐために，ネブライザー施行の前後にサルブタモール（200μg）などの$β_2$刺激薬の吸入を行う。食塩水の濃度が高すぎると気管支攣縮を誘発しやすくなり，一方で3％と5％では成功率に差がないという報告もある[14]ことから，筆者は3％高張食塩水でネブライザーを行っているが，3〜5％の濃度で行うのが一般的である。
- 5分ごとに喀出を促し，良質な喀痰が出るまで3セット（15分）繰り返す。この際も優しく背中をタッピングしてあげるとよい喀痰が出やすいかもしれない。
- これまでの報告によると，高張食塩水のネブライザーによる誘発喀痰の成功率は69〜93％と様々であるが[12, 15]，施行する価値は十分にあるだろう。

気管内吸引で採痰する

- 誘発喀痰も採取できないという場合もまだ諦めてはならない。患者の苦痛を伴う手技ではあるが，気管内吸引を行って採取することも考慮すべきである。特に高齢者の肺炎では，自己喀出が難しいことが多く気管内吸引が有用である。筆者は状況によっては喉頭鏡を用いて喉頭展開して，直視下で吸引チューブを気管内に挿入し吸引することもあるが，患者の苦痛を伴うため症例を選んで行っている。気管挿管されている患者では気管内吸引痰の採取は容易であり積極的に行いたい。

気管支鏡検査による下気道検体の採取

- 市中肺炎では，下気道検体の採取のために気管支鏡検査を行うのは侵襲が大きいため，一般的ではない。気管内吸引でもよい喀痰検体が採取できないという場合はさすがの筆者も諦めることが多い。しかし市中肺炎における気管支鏡検査の診断的価値は高いため[3]，重症度が高く，前述の方法では検体が採取できない，あるいは検体は採取できたが病原微生物が検出されない，抗菌薬治療が奏効しない，などの症例では気管支鏡検査による下気道検体の採取も考慮すべきである。

5 グラム染色をどのように活かすか

- グラム染色の最大の長所は，病原微生物を直接自分の目で確認できるという点にある。喀痰など常在菌が混入する可能性のある検体でも，多数の白血球やフィブリンとともに認められる細菌は病原微生物として考えることができる。
- グラム染色における細菌はグラム陽性/陰性，球菌/桿菌で区別されるだけではなく，連鎖状かブドウ状か，太い桿菌か細い桿菌か，などの違いによって菌種まで識別できることも多い。市中肺炎の病原微生物は数種類に限られることから，グラム染色における細菌の形態から病原微生物を推定することができる（図3）。

	グラム陽性双球菌	グラム陰性小桿菌	グラム陰性球菌
グラム染色の形態	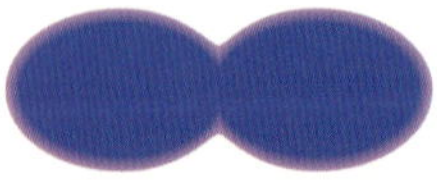	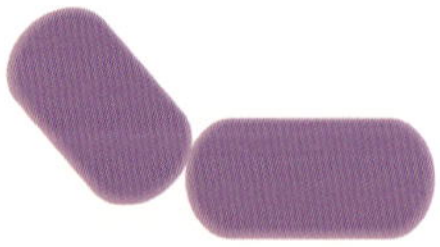	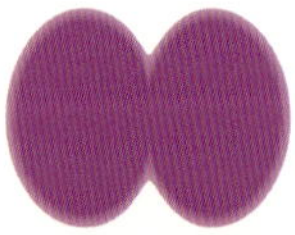
鏡検所見	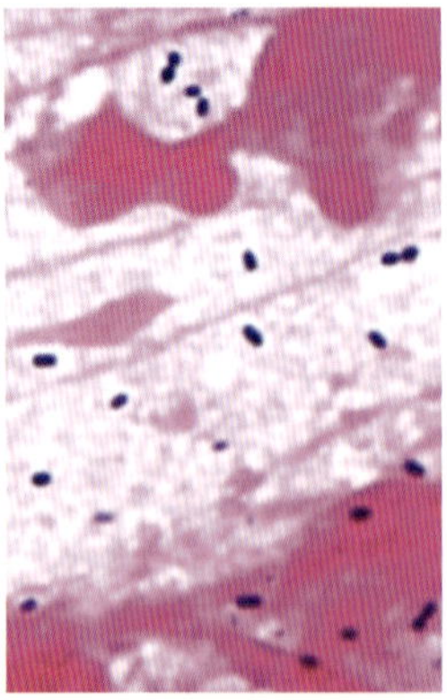	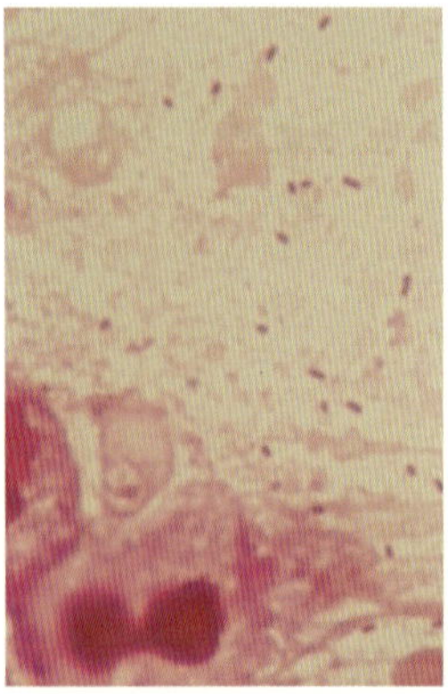	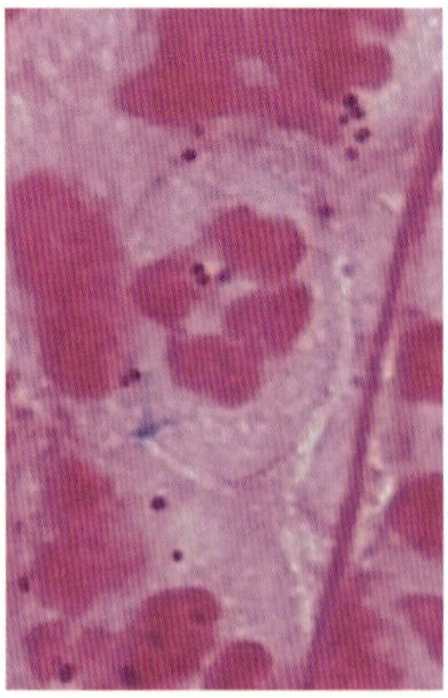
推定菌	肺炎球菌	インフルエンザ菌	モラクセラ

図3 喀痰グラム染色での形態と推定される病原微生物

- 培養検査は通常結果が出るまで2日程度かかるため、グラム染色を行わなければ患者の基礎疾患を考慮した上で病原微生物となりうる菌種をすべてカバーしたエンピリック治療を行わざるをえないが、グラム染色を行い病原微生物が特定できれば治療開始の段階から病原微生物に対する第一選択薬を適切に投与することができる。
- また細菌が認められなかったとしても「グラム染色で菌がみえない」こと自体が重要な所見であり、抗菌薬投与前の肺炎患者から得られた喀痰のグラム染色で好中球を多数認めるにもかかわらず細菌が認められない場合、グラム染色で染色されないような病原微生物（マイコプラズマ、抗酸菌、ウイルスなど）による肺炎や、非感染性の肺炎（特発性器質化肺炎や急性好酸球性肺炎など）の可能性がある。このようにグラム染色で得られる情報は非常に多く、必ず培養検査と併せて評価されるべき重要な検査である。
- 市中肺炎における喀痰グラム染色の感度、特異度を表3に示す。感度は菌種によって異なるが60～80%であるのに対し、特異度はいずれも90%以上と高い[7, 8, 16]。つまり肺炎像のある患者の喀痰グラム染色で細菌が認められなかったとしても細菌性肺炎は否定できないが、多数の好中球とともに細菌が認められた場合は細菌性肺炎の可能性が高い。
- しかし注意しておきたいのは、これらの臨床研究のほとんどは熟練した細菌検査技師が判定したものということである。グラム染色の評価は検鏡を行う者の経験量に大きく左右されるため、グラム染色の経験の少ない医師が検鏡し細菌が認められないと判断した場合も、より経験のある医師や微生物検査技師に相談すべきである。

表3 市中肺炎における喀痰グラム染色の感度と特異度

細菌	感度	特異度	reference standard
肺炎球菌	82%	93%	喀痰培養と血液培養から同一菌が検出
	68.2%	93.8%	喀痰培養陽性
	57%	97.3%	肺炎球菌尿中抗原陽性または喀痰培養陽性または胸水・肺生検でのPCR陽性
インフルエンザ桿菌	79%	96%	喀痰培養と血液培養から同一菌が検出
	76.2～82.3%	99.2～100%	喀痰培養陽性
ブドウ球菌	76%	96%	喀痰培養と血液培養から同一菌が検出
グラム陰性桿菌	78%	95%	

6 培養検査結果をどのように活かすか

- 喀痰培養検査の結果が判明するまでは1～3日程度かかる。この間はエンピリック治療を行わざるをえないが、培養検査結果が判明し病原微生物が同定されれば、感受性に基づいた抗菌薬を選択し標的治療を行うことができる。
- しかし、その一方で培養検査結果の解釈には注意が必要である。喀痰培養からカンジダ

属が検出された症例で抗真菌薬が投与されている症例を散見するが，本来肺炎の病原微生物となることが稀な微生物を治療の対象とすべきかどうかについては慎重な判断が必要である。

- このような場合，喀痰グラム染色の所見が大いに参考になる。たとえば，喀痰グラム染色の所見で多くの上皮細胞とともに酵母様真菌が認められれば，口腔内常在菌であるカンジダが培養で検出されただけで病原微生物ではないと判断できる。逆に，喀痰グラム染色では肺炎球菌と思われるグラム陽性双球菌を多数認めていたのに，培養検査では肺炎球菌が検出されないことも時に経験する。これは肺炎球菌の自己融解酵素の影響や培養途中の釣菌の選択などが原因として考えられる。培養検査も感度100％ではありえないのである。
- このように，培養検査結果だけで病原微生物かどうかを判断することは困難であり，グラム染色と培養検査を相互補完して判断する必要がある。

7 診療所や在宅医療でのグラム染色

- 細菌検査が院内でできるのは総合病院だけと思われるかもしれない。確かに，培養検査や感受性検査を診療所内で行うことは難しいだろう。しかし，グラム染色であれば簡便かつ迅速に行うことができるため，診察の合間の時間で検査することが可能である。
- 必要なのは，顕微鏡，スライドグラス，染色液，乾燥させるためのドライヤー，固定のためのアルコールなどで十分である。実際に，奈良県内の耳鼻咽喉科のクリニックではグラム染色を活用し，抗菌薬の必要性を正確に把握することで，クリニックの抗菌薬使用量が大幅に減ったとのことである[17]。
- このAMR時代において，グラム染色は診療所でも強い味方なのである。
- 図4はそのクリニックの実際のグラム染色セットである。
- 1点，注意して頂きたいのは，肺結核が疑われる患者の喀痰グラム染色である。グラム染色の手技によって検者が感染するリスクがあるため，安全キャビネット内での実施が望ましい。クリニックや在宅医療の現場では，このような場合は外注先で染色してもらうのが望ましいだろう。
- 在宅医療でもグラム染色は大いに活用できる。とある猛者の薬剤師は，訪問診療にグラム染色セットを持ち運び，患者の自宅でグラム染色をして医師に抗菌薬選択をしている。図5は薬剤師が患者の自宅でグラム染色をしている様子である。グラム染色の迅速性を最大限に活かした素晴らしい試みである。
- 在宅医療の現場では，どうしても細菌検査のハードルが高いためエンピリックに抗菌薬治療を開始せざるをえない場面が多いが，このようにグラム染色を用いるだけで抗菌薬使用の判断に大きく寄与しうる。

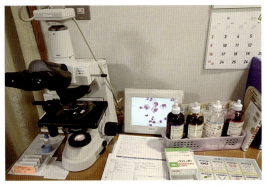

図4 前田耳鼻咽喉科（奈良県）のグラム染色セット
これだけで診療所でグラム染色ができる！

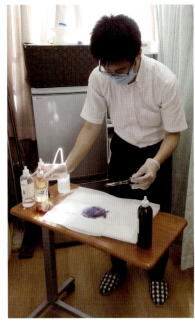

図5 このみ薬局（愛知県）の薬剤師瀧藤重道氏が在宅の現場でグラム染色している様子

文献

1) Mandell LA, et al：Clin Infect Dis. 2007；44 Suppl 2：S27-72.
2) 大曲貴夫：感染症診療のロジック. 南山堂, 2010.
3) van der Eerden MM, et al：Eur J Clin Microbiol Infect Dis. 2005；24(4)：241-9.
4) Waterer GW, et al：Respir Med. 2001；95(1)：78-82.
5) Chalasani NP, et al：Chest. 1995；108(4)：932-6.
6) Falguera M, et al：Clin Infect Dis. 2009；49(3)：409-16.
7) Rosón B, et al：Clin Infect Dis. 2000；31(4)：869-74.
8) Miyashita N, et al：Med Sci Monit. 2008；14(4)：CR171-6.
9) Musher DM, et al：Clin Infect Dis. 2004；39(2)：165-9.
10) Reimer LG, et al：J Clin Microbiol. 1986；23(2)：377-8.
11) 守殿貞夫, 他：ひと目でわかる微生物検査アトラス ポケット版. 金原出版, 2006, p25-9.
12) Bandyopadhyay T, et al：Respiration. 2000；67(2)：173-6.
13) Chuard C, et al：Diagn Microbiol Infect Dis. 2001；39(4)：211-4.
14) Popov TA, et al：Eur Respir J. 1995；8(4)：559-65.
15) Al Zahrani K, et al：Int J Tuberc Lung Dis. 2001；5(9)：855-60.
16) Anevlavis S, et al：J Infect. 2009；59(2)：83-9.
17) 前田雅子, 他：日プライマリケア連会誌. 2015；38(4)：335-9.

（忽那賢志）

1章 市中肺炎の診断はどうする？

4 「診療所」での肺炎診療——治療の実際，いつ病院への紹介が必要？

400字で言い切ると…

よくある状況を想定しマネジメントしよう！

▶ 診療所でできる検査は病院に比べると限られているが，肺炎球菌性肺炎のようなよくある疾患には対応可能である。
　　　　　　　　　　　　　　　　　　　　　　　　　　　　➡ 1 p.25

▶ 外来で治療できそうか，そうでないかは肺炎の重症度分類を参考にしているが，いくつかあるもののうち，診療所ではCRB-65が最も便利である。
　　　　　　　　　　　　　　　　　　　　　　　　　　　　➡ 2 p.25

▶ 診療所でもグラム染色を実施すると，原因微生物にある程度迫ることが可能であり，治療選択に有用である。
　　　　　　　　　　　　　　　　　　　　　　　　　　　　➡ 3 p.25

▶ 外来で診られそうな肺炎の治療法については原因微生物によって異なる。
　　　　　　　　　　　　　　　　　　　　　　　　　　　　➡ 4 p.27

▶ 紹介を考慮する重症度以外の理由がいくつかあるため，診断や治療を検討する過程で，「診療所の外来でマネジメントできるかどうか」を考える。
　　　　　　　　　　　　　　　　　　　　　　　　　　　　➡ 5 p.27

診療所ではどんな検査ができる？

- 診療所でどのような検査ができるか，紹介する。
- 血液や尿の検査は検査会社に委託しており，至急で提出しても，結果が出るまでに2時間ほどかかることがある。
- グラム染色は可能である（☞ 1章3）。
- 喀痰や血液の培養は検査会社に委託している。
- 肺炎球菌やレジオネラの尿中抗原は，診療所によっては実施できるところもある（☞ 1章5）。
- 胸部X線写真は撮影できるが，CT検査はできない。診療所によってはCT検査までできるところもある（☞ 1章6）。
- 肺炎球菌性肺炎のようなよくある疾患は，診療所の検査機器でも対応可能である。

外来で治療できそうか，そうでないか？

症例1　特に既往歴のない69歳，女性
- 4日前から痰がらみの咳があり，身体のだるさが出てきた。鼻水や喉の痛みはない。食欲があまりないが，何とか食べている。黄色の粘稠の痰がたくさん出てくる。
- 意識障害はなく，身体所見は血圧が132/74mmHg，呼吸数が28回/分であったが，呼吸音に異常は認めなかった。

⬇

悩みどころ
- 肺炎が疑われるが，外来で治療できそうか？

- 外来で治療できそうか，そうでないかは，肺炎の重症度分類を参考にしている。このうち，診療所で最も便利なのが，CURB-65を修飾したCRB-65である（☞ 1章9）。検査が必要ないため，病歴と身体所見から判断できる。

3 診療所でもグラム染色？

■症例1　つづき
- 胸部X線写真にて右下肺野に浸潤影を認めたため，喀痰のグラム染色を実施したところ，白血球に貪食されたグラム陽性双球菌を多数認めた。

- 肺炎の原因微生物を迅速に見つけるにはグラム染色（図1）が有用である。

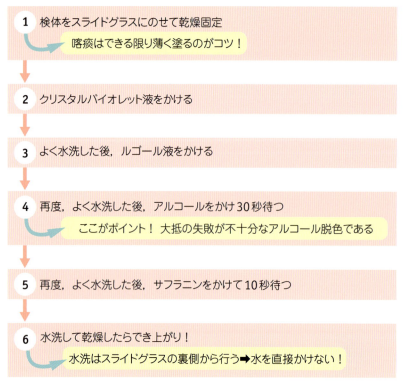

図1 グラム染色のやり方
（岩田健太郎, 他著：感染症外来の帰還. 医学書院, 2010, p68より作成）

- 喀痰のグラム染色にかかる時間は，検体を準備する時間と合わせて，慣れると15分くらいでできる。
- グラム染色は，たとえば肺炎球菌でいうと肺炎球菌尿中抗原と同等かそれ以上の感度を持っており，特異度も十分に高い。これで，肺炎球菌，モラクセラ，インフルエンザ菌の肺炎は診断できる。良質検体かつ肺炎で，そして細菌がまったくみえない場合，マイコプラズマ，クラミドフィラ，レジオネラ，その他の肺炎を考える。
- グラム染色に必要なものは，光学顕微鏡（最終倍率1,000倍で，かつ油浸系レンズがついているもの）と油浸レンズ用のオイル，スライドグラス，爪楊枝などの喀痰を伸ばすもの，染色液である。
- 診療所でもこれらを購入し，染色液で汚れてもかまわないシンクを用意すればグラム染色が可能となる。

4 外来で診られそうな肺炎の治療法

■ **症例1　つづき**
- 肺炎球菌による急性肺炎と診断し，アモキシシリン（250mg）1回1錠　1日4回を開始し，3日後に再診とした。

■ 治療期間は，合併症（膿胸など）がなければ7日間，あるいは無熱であれば3日間くらいである。治療後に，肺炎球菌ワクチンを検討する。これは肺炎後でも価値がある（☞6章21）。処方例については2章10の**表4**を参照。

5 紹介を考慮する重症度以外の理由

■ グラム染色などで原因が突き止められず，エンピリックに治療するかどうか悩む場合，またグラム染色で肺炎桿菌（*Klebsiella*）などのグラム陰性桿菌が原因らしい場合やMRSA肺炎が疑われる場合などは入院加療が望ましいため，紹介を考慮する。

■ レジオネラ肺炎を疑う場合も入院加療が望ましいため，紹介を考慮する。

■ 肺炎には発熱，咳，痰，呼吸困難，呼吸数の増加，ラ音，胸部X線写真の異常，ガス分析の異常などがみられるが，似たような臨床像を呈する病態がほかにも存在する。無気肺，誤嚥，心不全，膿胸，ARDS，肺癌，敗血症性塞栓，肺梗塞などがあり，診断に迷うときもある。他の疾患が疑われ，自院で診断が難しい場合は紹介を考慮する。

■ また高齢者では食事の摂取量の低下，ADLの低下，失禁などが呼吸器症状や発熱より前面に出ることも多く，原因精査のために入院したところ，胸部CTで肺炎が見つかることもあるので，外来で治療するかどうか注意が必要である。

■ 市中肺炎の診療では結核の可能性を常に念頭に置くことが重要である。特に，以下のような病変・状況をみたら，必ず一度は結核を疑う。そして結核が疑われる場合は対応可能な医療機関へ紹介する。

> **結核を疑うべき病変・状況**
> ① 軽快と悪化を繰り返す肺病変
> ② 通常の抗菌薬による治療に反応しない肺病変
> ③ 悪化も改善もしない（動かない）肺病変
> ④ 不明熱（特に臓器移植患者，高齢者，HIV感染者，腎不全患者における不明熱）

■ 低酸素状態では酸素投与が必要なので，入院を考慮し，紹介することがほとんどである。食事や水分がとれなくなっており，点滴が必要なときも入院を考慮する。

症例2　認知症の妻を介護している79歳，男性

- 5日ほど前から鼻水や喉の痛みがあったが，受診はせずに様子をみていた。
- 2日ほど前から咳と痰が出てきて，痰の量が多く，夜も眠れなくなってきたため，受診。
- 身体所見では呼吸数が32回/分で，呼吸音は左下肺野にラ音を認めた。
- 胸部X線写真にて右下肺野に浸潤影を認めたため，喀痰のグラム染色を実施したところ，白血球に貪食されたグラム陽性双球菌を多数認めた。
- 全身倦怠感により妻の介護も難しくなったため，妻はケアマネジャーを通じてショートステイを利用し，本人には入院加療をしてもらうことになった。

- 肺炎などで一時的にADLが低下した場合，介護が必要であるが，手助けしてくれる家族がいない場合もある。その際は，病院での入院加療をお願いすることもある。
- 上記のように紹介を考慮する理由はいくつかあるが，患者が入院を希望しない場合や入院後のADL低下が心配などの理由のため外来で治療せざるをえないこともある。その場合は病院での治療に準じて，治療を実施することもある。

（八藤英典）

5 尿中抗原，抗体検査の使い方

1章　市中肺炎の診断はどうする？

400字で言い切ると…

病歴・身体所見で診断。検査は確認のために！

- ▶ 培養検査は重要だが，それが困難である場合や，培養検査の信頼性が乏しいと予測される場合，迅速に起因菌を判断したい場合に抗原・抗体検査が役立つ。

　　➡ 2 p.30

- ▶ マイコプラズマの抗原・抗体検査を提出する前に，病歴・身体所見で検査前確率を上げる努力を常に行う。

　　➡ 3 p.31

- ▶ 銀増幅イムノクロマト法による抗原検出検査は検査精度が高く有望そうだが追試が待たれる。
- ▶ マイコプラズマ肺炎の診断確定には，CF法ペア血清か，LAMP法を用いる。
- ▶ 尿中肺炎球菌抗原は肺炎を強く疑う症例で，良質な喀痰培養がどうしても取れないか，事前に抗菌薬投与を受けている場合などに使うと有意義である。
- ▶ まとめると，外来で肺炎を疑ったら，問診と診察でより肺炎らしさを高める。その上で特異度が高い迅速マイコプラズマ抗原検査や，尿中肺炎球菌抗原検査を使用する。

　　➡ 4 p.32

1 起因菌を特定する意義

- 起因菌が特定できれば，自信を持って治療薬を選ぶことができるし，その後の臨床経過も推測可能となる。特に培養検査は起因菌の同定，抗菌薬の感受性検査が可能となるため最も重要である。

2 尿中抗原，血清抗体検査の意義

- しかし培養検査も万能ではない。起因菌を培養するためには時間が必要である。起因菌によっては培養が困難で時間がかかり，結果が出る前に治療が終わってしまうこともある。
- 肺炎を起こす起因菌の中で，*Mycoplasma pneumoniae*, *Chlamydophila pneumoniae*, *Legionella pneumophila* は培養に時間がかかるため，抗原・抗体検査が開発された（レジオネラについては☞電子版e-1：3）。
- 2011年10月には *M. pneumoniae*, *L. pneumophila* の検出法として loop-mediated isothermal amplification（LAMP）法が保険収載され活用されている。欧米では呼吸器検体から複数のウイルスやマイコプラズマなどをまとめて検索する multiplex PCR法による検査システムが普及しつつある。
- 一方でこれらの検査は高価な機器が必要であり，また，すぐさま治療適応を判断しなければならない外来診療には活用が困難である。
- したがって迅速抗原・抗体検査は，主に外来診療で活用される。
- *Streptococcus pneumoniae* は市中肺炎の起因菌として年齢を問わずよくみられる。この菌の培養は難しくない。しかし喀痰検体の口腔内常在菌による汚染や，検体採取前に抗菌薬投与が行われていた場合には，塗抹培養検査の信頼性が格段に落ちてしまう。尿中肺炎球菌抗原検査は簡便かつ迅速で，検体汚染や抗菌薬投与の影響を受けないため，診断に有用な検査として開発された。
- しかし，下記の疑問が残る。

> ① マイコプラズマの抗原・抗体検査はいつ行えばよいのか？
> ② これらの検査は診断の役に立つのか？
> ③ マイコプラズマ肺炎の確定診断はどうやってつけるのか？
> ④ 尿中肺炎球菌抗原検査はどのようなときに使えばよいのか？
> ⑤ 外来で実際にどのように活用すべきか？

- 症例を通じてこれらの疑問に答えてみたいと思う。なおクラミドフィラの抗体検査については臨床的意義が乏しいため割愛する。

3 検査を有効に活用するために

症例1　特に既往歴のない25歳, 女性

- 3日前から38℃の発熱, その後続く乾性咳嗽にて来院した。咳嗽は特に夜間に強く, 十分な睡眠がとれないが, 全身状態は良好である。同居者も同様の症状を呈していた。
- 身体診察で, 上気道に異常所見はなく, 聴診上も明らかな異常を認めないが, 胸部X線にて右中葉に浸潤影を認めた。

悩みどころ

1) 肺炎っぽいけど, なんとなく非定型肺炎のような気もする。でもどのくらい「非定型肺炎」らしいんだろう？
2) 非定型肺炎って,「マイコプラズマ, クラミドフィラ, レジオネラ」って習ったけれど, CF法とか, PA法とか検査法がたくさんあって, どの検査を出せばよいかわからない。
3) 以前, 肺炎球菌性肺炎の患者さんに迅速マイコプラズマIgM検査を出したら陽性だった。この検査って本当に役に立つの？

- 上気道には明らかな症状・所見がなく, 発熱, 強い咳嗽, 胸部X線で浸潤影を認めているため, 肺炎が疑われる (☞ 1章1)。「なんとなく」非定型肺炎っぽいのはわかって頂けると思う。
- ここで「なんとなく」非定型肺炎の抗原・抗体検査をすべて提出し,「なんとなく」βラクタム系抗菌薬とマクロライド系抗菌薬, あるいはレボフロキサシンを処方してはいないだろうか？
- 本来次に行うべきアプローチは, 起因菌同定の努力をすることである。細菌性肺炎をより疑うためには質のよい喀痰を採取することで, 非定型肺炎をより疑うためには病歴・身体所見をより細かくチェックすることで対応できる。
- 日本呼吸器学会による『成人肺炎診療ガイドライン2017』では, 非定型肺炎の鑑別に以下の6項目を使用する方法を挙げている[1]。

非定型肺炎の鑑別に用いる項目
① 年齢60歳未満
② 基礎疾患がない, あるいは軽微
③ 頑固な咳がある
④ 胸部聴診上所見が乏しい
⑤ 痰がない, あるいは迅速診断法で原因菌が証明されない
⑥ 末梢白血球数が10,000/μL未満である

- 6つのうち4つ以上が陽性であるとき, 非定型肺炎である感度は77.0%, 特異度93.0%

- とされている。レジオネラ肺炎例や混合感染例は含まれていないこと，項目②，③，④，⑤は基準があいまいであることに注意する必要がある。
- この基準を参考に非定型肺炎の検査を出す症例を決定すると，検査前確率を上げることができ，陽性適中度が上昇する。本症例は既に上記項目の①〜④を満たしており，「非定型肺炎らしい」と考えることができる。

4　*Mycoplasma pneumoniae*の臨床的特徴と検査

- ここからは*M. pneumoniae*について，その臨床的特徴と検査について記載する。
- 検査としてはわが国で頻用されているものについて，①特異的治療を行うための迅速診断，②確定診断，の2つにわけて解説する。

臨床的特徴

- *M. pneumoniae*は家族や学校で集団発生することが多い（だから若年者に多い）。秋から冬に多いとされているが，最近は季節に偏りがないという意見もある。潜伏期は2〜3週間と，ほかの起因菌，ウイルスより長い。
- 発熱，倦怠感，頭痛，咳が「徐々に」生じることが特徴である。乾性咳嗽が長く強く続くため，傍胸骨痛を訴えることがある[2]。

迅速診断

- 迅速マイコプラズマIgM抗体検出法は，信頼性に乏しい。
- 迅速マイコプラズマIgM抗体検出法にかわり，迅速マイコプラズマ抗原検査法が活用されてきている。イムノクロマトグラフィー法が用いられており，キットによりターゲットとなる蛋白質が異なる。
- 迅速抗体検査の弱点であった発症初期での患者発見が可能とされている。
- イムノクロマトグラフィー法検査キットの感度は62.5〜79.5％，特異度は90.9〜98％とされており，PCR法より感度が低い[3,4]。実臨床ではマイコプラズマを強く疑う場合，検査が陰性でも結局マイコプラズマとして扱う場面（インフルエンザと同じ）がありうる。
- イムノクロマトグラフィー法に，写真の現像プロセスで用いる銀塩増幅技術を応用した方法が開発された。この方法を用いたマイコプラズマ抗原検出法ではreal-time PCR法と比較して感度90.4％，特異度100％，LAMP法と比較して感度93.0％，特異度100％であったという報告がある[5]。
- まだ新しい技術であり，追試の結果が待たれる。

確定診断

- マイコプラズマIgG抗体に着目した検査，PCR法，LAMP法が用いられる。LAMP法，CF法ペア血清が有用である。

①マイコプラズマ抗体受身凝集反応（PA）法，補体結合反応（CF）法単独血清

- PA法では単独血清で320倍，CF法では64倍以上の抗体価が得られれば診断とする。PA法は主にIgM抗体を，CF法は主にIgG抗体を反映する。よって早期診断にはPA法のほうが適しているとされる。
- 成人を対象とした試験では，表1[6]のような感度，特異度が示された。

表1 マイコプラズマ抗体受身凝集反応（PA）法による感度，特異度

検査法（商品名）	カットオフ	感度	特異度	reference standard
PA法（Serodia®MycoⅡ）単独血清	80倍以上	65%	88%	PCR法陽性

（文献6より改変）

- PA法陽性率は発症から1～6日で10％以下，7～15日で60％以上であり，発症から時間が経たないと陽性にならないことは，イムノカード®とよく似ている[6]。CF法は発症から2週間経たないと抗体価が上昇せず，早期診断には向かない。しっかりと確定診断をつけたい場合には，単独血清は用いないほうがよいだろう。

②CF法ペア血清

- 2～4週間の期間をあけて2回血清を提出する。4倍以上の抗体価上昇で確定診断とする。ゴールドスタンダードとして用いられることもあり，信頼性は高い。

③ELISA法

- 海外では，CF法よりも感度，特異度が高く，IgM，IgGの区別もできることから使用されつつあるが，わが国では保険未収載である。

④LAMP法

- 核酸検出法のひとつであり，メカニズムについては栄研化学株式会社のホームページ（http://loopamp.eiken.co.jp/lamp/）をご参照頂きたい。
- 特徴は，特異度が高く，結果が得られるのが比較的速い点である。小児の市中肺炎症例での研究では，感度78.4％，特異度97.3％と報告されている[7]。
- 私見であるが，感度が低めなのは小児の場合には咽頭スワブで検査を行うからかもしれない。マイコプラズマは気管上皮細胞に強い親和性があるので，成人の場合は喀痰で検査に出すほうが適切かもしれない。
- LAMP法で結果が得られるまでの時間は2～3時間である。筆者の施設の場合院内化しているが，検査結果は午後になってしまうため，外来その場でのアクションを変えることはできない。外注の場合，結果が出るまで4日ほどかかる。

マイコプラズマ肺炎診断のための注意点

- マイコプラズマ肺炎診断のためには，検査を行う前に詳細な病歴，身体所見をとる必要がある．銀増幅イムノクロマトグラフィー抗原検出法は従来の迅速検査の弱点を克服しうるが，追試による有用性の確認が待たれる．
- LAMP法はほかの方法に比べて特異度が高く，結果が出るのも速いが，初診時の治療判断を変えるものではない．
- 病歴，身体所見から非定型肺炎を疑った時点で，マイコプラズマを治療できる抗菌薬を選択する必要がある．しっかりと診断をつけたい場合には，LAMP法，あるいはCF法ペア血清を使用することが望ましい．
- LAMP法の検体は喀痰での提出がよいかもしれない．

症例2　特に既往歴のない70歳，男性

- 昨日からの38℃を超える発熱，膿性痰，咳嗽を主訴に来院した．昨日他院を受診し，セフジトレン（メイアクトMS®）が処方され，内服した．症状は急激に発症し，発熱のためかぐったりしている．血圧は保たれているものの，心拍数100回/分，呼吸数26回/分とバイタルサインの異常を認める．
- 左肺で湿性ラ音を聴取し，X線では左肺野に区域性浸潤影を認める．
- 喀痰グラム染色ではGeckler分類5と良質な喀痰であるが，菌体は見つからなかった．

悩みどころ

1) 喀痰グラム染色では起因菌がわからない．尿中肺炎球菌抗原は役に立つか？
2) 尿中肺炎球菌抗原が陽性であったら，肺炎球菌をターゲットとした抗菌薬で治療できるか？

- 尿中肺炎球菌抗原の感度，特異度は様々な報告があるが，おおむね感度70％，特異度90～100％くらいである．これらの報告は，対象が主に入院した患者である点，一部は濃縮尿を使用している点に注意が必要である．では，使いどころはどのような場合だろうか？
- 筆者は本検査をほとんど使用したことがない．筆者の施設では，肺炎を疑ったらとにかく良質な喀痰を取るようにしている．よい検体が採取でき，グラム染色で肺炎球菌らしい菌がみえれば，おのずと治療方針が決まるためである［状況によってはベンジルペニシリンカリウム（ペニシリンG）で治療を開始する☞4章16］．
- しかし大きな装備や時間のない外来診療で，グラム染色を行う余裕はないだろう．病歴，身体所見から肺炎を疑う患者で本検査が陽性の場合，肺炎球菌性肺炎である可能性は高い．

■ 本検査の良い点，悪い点は**表2**の通りである。

表2 尿中肺炎球菌抗原の良い点，悪い点

良い点	● 迅速，簡便 ● 特異度が高い➡強く細菌性肺炎を疑う症例で陽性なら，肺炎球菌が起因菌と考えやすくなる ● よい喀痰が取れなくても，尿は取りやすい ● 喀痰検体の汚染，事前の抗菌薬投与に影響されない
悪い点	● 抗菌薬の感受性がわからない ● インフルエンザ桿菌やモラクセラの共感染を発見できない ● 菌血症がない場合には感度が低めである ● 偽陽性がある（肺炎球菌ワクチン接種後，最近の肺炎球菌感染症，*Streptococcus mitis* group の菌血症時）[8]

■ これらをふまえると本検査の使いどころは，細菌性肺炎を疑う状況で，次の①〜⑤の場合と考えられる。

> ① 外来診療
> ② 良質な喀痰がどうしても取れない場合
> ③ 事前に抗菌薬が投与され，喀痰グラム染色の信頼性が落ちている場合
> ④ グラム染色を迅速に行うことができない環境にある場合
> ⑤ グラム染色の読みに自信がない場合
> （市中細菌性髄膜炎，脾摘後のoverwhelming sepsisを疑う場合にも使いやすい）

■ 外来で尿中肺炎球菌抗原検査を行う場合は，入院が必要な患者に比べて重症度が低いため，検査感度が低くなる可能性を念頭に置く必要がある[9]。

■ 外来診療で細菌性肺炎を疑う場合，本検査で肺炎球菌性肺炎を診断できる可能性がある。

■ まとめると，下記のようになる。

> ① 問診，診察で肺炎らしいかどうか見きわめる（☞1章1，1章2）
> ② 本項で述べた迅速抗原・抗体検査を，それぞれの検査特性に配慮して使用し，結果を解釈する
> ③ 抗菌薬治療が必要か検討し，フォローを計画する（☞1章9）

文献

1) 日本呼吸器学会成人肺炎診療ガイドライン2017作成委員会：成人肺炎診療ガイドライン2017．日本呼吸器学会，2017．p13．
2) Baum SG：Mandell, Douglas, and Bennett's Principles and Practice of Infectious Diseases. 7th ed. Mandell GL, et al, ed. Churchill Livingstone, 2010, p2481-9.
3) Miyashita N, et al：J Infect Chemother. 2015；21(6)：473-5.
4) 大島匠平，他：生物試料分析．2015；38(5)：303-8．
5) Namkoong H, et al：Sci Rep. 2018；8(1)：1430.
6) Beersma MF, et al：J Clin Microbiol. 2005；43(5)：2277-85.
7) Gotoh K, et al：J Infect Chemother. 2012；18(5)：662-7.
8) Petti CA, et al：J Clin Microbiol. 2005；43(5)：2510-2.
9) Rosón B, et al：Clin Infect Dis. 2004；38(2)：222-6.

（三河貴裕）

1章　市中肺炎の診断はどうする？

6 肺炎を「見抜く」ための画像検査──X線とCTの適応と読影上の注意，見逃しやすいポイント

400字で言い切ると…

肺炎の画像検査はあくまで診断の補助的位置づけである

- ▶ 胸部X線写真正面像で横隔膜，心陰影，肺門などに重なる部分の肺炎は見逃しやすい。
- ▶ 胸部X線で既に肺炎像が確認できる場合，胸部CTを追加で撮影する意義は乏しい。

　　　　➡ 1 p.37

- ▶ 肺炎の治療開始後に胸部X線を繰り返しフォローアップする必要性はないかもしれない。

　　　　➡ 2 p.38

- ▶ 病原体ごとに肺炎の画像所見の特徴に差異はあるが，特異性の高い所見はない。
- ▶ 肺炎に対して胸部CTを撮影した場合，小葉中心性結節影の有無に注目する。
- ▶ 胸部CTで小葉中心性結節影（特にtree-in-bud pattern）がみられた場合，非定型肺炎だけでなく肺結核の可能性を想起する。

　　　　➡ 3 p.38

1 肺炎診療にCTは必要か？

症例1　気管支喘息で通院中の32歳，男性
- 2日前から38℃の発熱があり，「かぜ」だと思い近医を受診した．身体所見に異常はみられず，胸部X線で肺炎像がなかったため，「かぜ」と診断され対症療法のみで帰宅．症状がよくならないため，3日後に別の病院で胸部CTを撮影したところ，心臓後面に浸潤影がみられた．

悩みどころ
- 初診時に胸部CTを撮影すべきだったのか？

- 胸部X線で肺炎を診断する際，横隔膜，心陰影，肺門，上部肋骨と重なる部分にみられる陰影は見逃しやすく（図1），たとえ側面像を撮影したとしても，側面像を見慣れていなければ同定は困難である．
- 2,000人以上にわたる市中肺炎の検討で，胸部X線で同定できなかった症例は全体の2.9%に及ぶという報告[1]がある．ゆえに，胸部X線のみで肺炎の有無を断言することは実臨床では意外と難しい．
- 市中肺炎を疑った場合，多くのケースでは胸部X線を撮影するだろう．しかし，米国内科学会の指針[2,3]によれば，体温・脈拍・呼吸数・聴診所見に異常がない場合は市中肺炎を疑わなくてよいと考えられている（表1）．

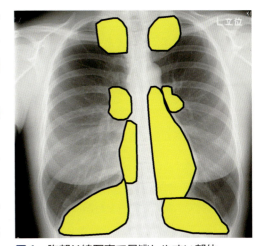

図1　胸部X線写真で見逃しやすい部位

表1　胸部X線撮影のための参照項目

バイタルサインの異常	体温：38℃以上
	脈拍：100回／分以上
	呼吸数：24回／分以上
聴診所見の異常	ラ音，山羊音，触覚振盪音亢進

上記のいずれもなければ市中肺炎は疑わなくてよい（胸部X線を撮影しなくてよい）．ただし，これは70歳未満に限った話である

- その一方で，胸部CTについては撮影するタイミングが医師によってまちまちで，国内外のガイドライン[4～6]でも，どのタイミングで撮影すべきかについては結論が出ていない．
- おそらく，臨床的に肺炎が疑われる状態で胸部X線が陰性の場合に胸部CTを施行してもよいと考えられる．ただし，胸部X線で既に肺炎像が確認できる場合，よほどの理由がなければ胸部CTを追加撮影する意義は乏しいと思われる．日本のガイドライン[6]で

は，胸部X線で診断した肺炎に胸部CTを施行することは推奨していない（ガイドライン委員間で意見がわかれたが，最終的に「実施しないことを弱く推奨する」という結論になった）。
- 肺炎に対する画像検査は，肺炎以外の疾患を除外する意味合いも大きい。しかしながら，優先的に除外しておきたい肺結核や，あたかも肺炎にみえる肺胞出血や肺水腫などを画像のみで診断するためには，胸部X線だけでなく，やはり胸部CT〔特に高分解能CT（HRCT）〕が必要となる。もちろん，画像検査以外の臨床経過と身体所見が最も重要であることは言うまでもない。

2 肺炎患者に胸部X線はどのくらいの頻度で撮影したらよいか？

- 胸部X線での陰影の改善は臨床的な改善より遅れることが多く，2週間経過して半数がようやく軽快する程度であるとされている[7]。そのため，肺炎の症状が悪化していなければ頻繁に胸部X線を撮影する必要はないだろう。
- そのため英国胸部疾患学会のガイドライン[4]では，臨床的に市中肺炎の改善がみられれば，胸部X線での経過観察は必要ないとしている。国民皆保険制度が充実している本邦では撮影間隔が密でもさほど問題にならないことが多いが，頻繁に検査を行うことの経済的デメリットが強調される国もあり，妥当な撮影間隔についてそもそも医学的なエビデンスがない。
- 市中肺炎で入院した患者を診断時の胸部X線1枚のみで診療することも可能といえば可能だが，2枚並べて「よくなりましたね」と患者にわかりやすく説明することが多いので，これは学問的に答えを出す命題ではないかもしれない。ただし，院内肺炎の場合は不顕性に肺炎が進行することもあるため，明らかな症状の悪化がなくとも定期的にフォローアップしてよいかもしれない。

3 画像所見でどこまで病原体診断に迫れるか？

- 気道分泌物のグラム染色や細菌培養で病原体を推定することが肺炎診断のスタンダードであることは当然だが，画像によって病原体を推定することができれば診療の幅は広がるだろう。
- 肺炎の胸部画像診断で病原体の推定に有用なのはHRCTである。その理由は，気管支血管束，二次小葉との関係性，エアトラッピングなどの細かい構造上の評価が可能になるからである。しかし実臨床では，胸部X線の後にはHRCTではなくスライスの厚いCTを撮影することが多い。これは，肺炎の存在診断ができればよく，構造を細かく評

価することを多くの医師が求めていないためである。呼吸器内科医としての私見だが，もし市中肺炎とわかっている症例で胸部CTを撮影するのであれば，胸部HRCTのほうが情報量は多いだろう。

- 胸部X線のみで肺炎の病原体を診断することは難しい。ただ，市中肺炎で両肺にわたる多彩な陰影や胸水がみられる場合には，非定型肺炎よりも細菌性肺炎の可能性が高い[8]。またクレブシエラ肺炎は右上葉にみられやすく，大葉性肺炎の像をとることが多いため肺容積は増加する (bulging fissure sign) という特徴がある[9, 10]。マイコプラズマ肺炎などの気管支肺炎では肺容積が減少し，横隔膜近傍にあれば収縮機転が観察されることがある[10]。

- 胸部CTでみられる病原体ごとの典型的な肺炎の画像所見を次頁の**表2**にまとめる。しかし，これらの所見に該当しないことはしばしば現場でも経験するため，あくまで参考程度にして頂きたい。肺野のコンソリデーションはすべての呼吸器感染症に共通する事項であり，その有無は病原体の推定には役立たない。そのため画像上の鑑別を議論する上で重要となる小葉中心性結節影について後述したいと思う。

小葉中心性結節影があるかどうか

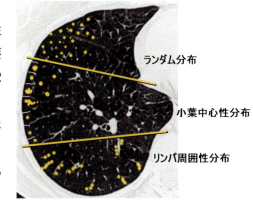

図2　小葉中心性結節影とその他の結節影の分布の違い

- **表2**に幾度となく登場している小葉中心性結節影は，肺炎の病原体診断において重要な所見である。結節影の分布について，**図2**に模式図を示す。

- 二次小葉の境界 (小葉間隔壁) は正常ではほとんど同定できない上，コンソリデーションを合併していると詳細な評価が困難であることが多い。

- Reidの定義した二次小葉は3〜5本の終末細気管支に囲まれた領域を指す。一方，Millerの定義した二次小葉は小葉間隔壁に囲まれたエリアである。いずれの定義にしても，小葉中心とは肺動脈や気管支が存在する領域であり，この部分に陰影があるということは，極論を言えば肺動脈病変か気道病変のどちらかということになる。肺炎の画像所見において小葉中心に結節影 (粒状影) がみられれば，細菌性肺炎よりも気管支肺炎パターンをきたす非定型肺炎などの肺炎の可能性が高いとされている[11]。

- この小葉中心の陰影の性状をみるためにはHRCTが必要となる。しかし，日常臨床で気管支肺炎を診療した際にHRCTまで撮影することは稀であるため，スライスの厚いCTでは気管支肺炎らしいか肺胞性肺炎らしいかという鑑別が病原体診断の手がかりとなる。

表2 肺炎の原因となる病原体と胸部画像所見

肺炎の代表的病原体	胸部画像所見
肺炎球菌 （*Streptococcus pneumoniae*）	●肺胞性肺炎パターン：均一な非区域性コンソリデーション（胸膜直下に及ぶ） ●胸水（10～50%）
黄色ブドウ球菌 （*Staphylococcus aureus*）	●気管支肺炎パターン：斑状のコンソリデーション，小葉中心性結節影／時にtree-in-bud pattern，非区域性分布 ●小児の半数でニューマトセル形成がみられる ●胸水（30～50%） ●気胸（15～30%）：特に小児で多い
クレブシエラ・ニューモニエ （*Klebsiella pneumoniae*）	●肺胞性肺炎パターン：均一な非区域性コンソリデーション ●出血性肺炎を反映したbulging fissure sign（30%） ●右上葉に多い ●胸水（60～70%） ●膿瘍を形成しやすい
ヘモフィルス・インフルエンザ （*Haemophilus influenzae*）	●肺胞性肺炎／気管支肺炎パターンのいずれもとりうる：小葉中心性結節影／tree-in-bud patternは少ない ●胸水（50%）
モラクセラ・カタラーリス （*Moraxella catarrhalis*）	●気管支肺炎パターン：斑状のコンソリデーション，小葉中心性結節影／時にtree-in-bud pattern ●基礎疾患にCOPDがあることが多い
大腸菌（*Escherichia coli*）	●気管支肺炎パターン：多発性の斑状コンソリデーション
緑膿菌 （*Pseudomonas aeruginosa*）	●肺胞性肺炎／気管支肺炎パターンのいずれもとりうる：多発性の両側性コンソリデーション，小葉中心性結節影／時にtree-in-bud pattern ●胸水（60%）
レジオネラ・ニューモフィラ （*Legionella pneumophila*）	●肺胞性肺炎パターン：均一な非区域性コンソリデーションとすりガラス陰影の混在 ●多葉にわたることが多い ●胸水（35～60%）
マイコプラズマ・ニューモニエ （*Mycoplasma pneumoniae*）	●気管支肺炎パターン：斑状の両側性コンソリデーションあるいはすりガラス陰影，気管支血管束の肥厚，エアトラッピング，小葉中心性結節影／時にtree-in-bud pattern ●比較的中枢側まで目立つ気管支壁の肥厚（80～90%） ●肺胞性肺炎パターンをとることもある ●下葉に多い ●リンパ節腫大は少ない（10～20%）
クラミドフィラ・ニューモニエ （*Chlamydophila pneumoniae*）	●気管支肺炎パターン：斑状のコンソリデーション，気管支血管束の肥厚 ●網状影
インフルエンザウイルス （*Influenza virus*）	●網状粒状影：ウイルス性肺炎は1つひとつの粒状影が細かい。時にtree-in-bud patternをとる ●小葉内網状陰影 ●限局性コンソリデーションの融合

肺結核とマイコプラズマ肺炎の鑑別

■病原体診断で最も重要なのは，肺結核の鑑別だろう。典型的な肺結核の画像所見は特徴的であるため，ぜひ鑑別できるようにしたい。その鑑別で最も特徴的なのが，小葉中心性結節影の性状である。肺結核などの肉芽腫性肺疾患は，特徴的なtree-in-bud pat-

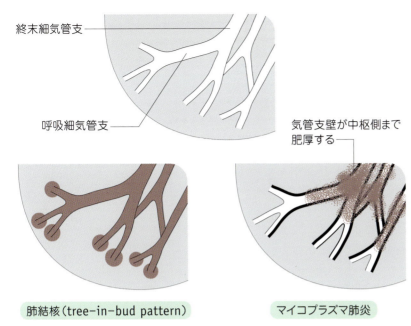

図3 胸部CTの小葉中心性結節影——肺結核とマイコプラズマ肺炎の典型的所見

ternを呈する陰影をつくるが，マイコプラズマ肺炎ではすりガラス陰影に浸潤影を合併する頻度が高い（図3）。また，マイコプラズマ肺炎は中枢側まで目立つ気管支壁の肥厚が高頻度にみられ，胸部HRCTにおいて結核との鑑別点になる。

- 肺結核もマイコプラズマ肺炎も小葉中心に病変を形成する傾向にあるが，肺結核は分岐状につぼみ（bud）のように陰影を形成するためマイコプラズマ肺炎に比べて辺縁が整である。一方，マイコプラズマ肺炎は気管支肺炎像をとることが多く，辺縁がぼやけたすりガラス陰影を伴う。ただし，若年者では広範な肺胞性肺炎像をとることもあり，マイコプラズマ肺炎全例が気管支肺炎像をとると認識するのは誤りである。肺結核の場合，HRCTでなくともスライスの厚いCTでもtree-in-bud patternらしいかどうかわかることがあるので，気管支肺炎にしては陰影の辺縁がやけに明瞭である小葉中心性の病変をみた場合，肺結核を疑う必要がある。

画像診断の限界

- 繰り返すが，コンソリデーションはすべての呼吸器感染症に共通する事項であり，病原体診断ではある程度特異性の高い画像所見を材料に用いるしかない。小葉中心性結節影もtree-in-bud patternも特異性の高いものではない。
- そのため，画像所見は肺炎の存在診断にはきわめて有用だが，病原体診断には画像以外の臨床検査に頼らざるをえないだろう。

文 献

1) Upchurch CP, et al:Chest. 2018;153(3):601-10.
2) Gonzales R, et al:Ann Intern Med. 2001;134(6):521-9.
3) Harris AM, et al:Ann Intern Med. 2016;164(6):425-34.
4) Lim WS, et al:Thorax. 2009;64 Suppl 3:iii1-55.
5) Mandell LA, et al:Clin Infect Dis. 2007;44 Suppl 2:S27-72.
6) 日本呼吸器学会成人肺炎診療ガイドライン2017作成委員会:成人肺炎診療ガイドライン2017. 日本呼吸器学会, 2017.
7) Mittl RL Jr, et al:Am J Respir Crit Care Med. 1994;149(3 Pt 1):630-5.
8) Marrie TJ, et al:Am J Med. 1996;101(5):508-15.
9) Korvick JA, et al:South Med J. 1991;84(2):200-4.
10) Fujita J, et al:Intern Med. 2013;52(2):293-4.
11) Reittner P, et al:Eur Radiol. 2003;13(3):515-21.

（倉原　優）

7 そっくり症状に惑わされず肺炎と心不全を見わける方法

1章　市中肺炎の診断はどうする？

400字で言い切ると…

診断基準の再確認と"中腰"での経過観察！

- ▶ 肺炎と心不全は，高齢者急性呼吸不全の二大疾患である（その次にCOPD）[1]。両者をはっきり鑑別することは往々にして難しく，合併例も多い。
- ▶ とはいえ，肺炎と心不全は治療法が異なり，初期治療を誤ると高齢者では命取りになりかねないことから，両者とも可能な限り正確に診断する努力は必要である。

➡ 1 p.44

- ▶ 肺炎の診断手順チェックシートをもとに，疾患の可能性を30%（低い），50%（わからない），80%（高い）の少なくとも3つのうちのいずれかに判別し，初期対応に当たる。

➡ 2 p.44

- ▶ 心不全については，国際的に統一された明確な診断基準はなく，総合的に判断せねばならない。心不全を疑う所見のチェックを行い，フラミンガム診断基準を参考に初期診断を行う。

➡ 3 p.46

- ▶ 両疾患ともに否定することが難しい場合にはそこに固執すべきではない。クリニカルシナリオに沿って対応しながら，"中腰""両建て"の姿勢で悩みつつ経過を観察する。

➡ 6 p.52

1 肺炎か？ 心不全か？

症例1　高血圧の既往のある80歳，男性

- 5日前から咳嗽と呼吸困難が出現し，徐々に増悪したため近医外来を受診。37℃台の微熱と低酸素血症を認めたため，肺炎の診断で総合病院に紹介された。
- 来院時室内気でSpO_2 92％，血圧190/100mmHg，心拍数100回/分（整），体温37.8℃。鼻汁や咽頭痛などの症状はなく，湿性咳嗽はあるが喀痰排出はない。前脛骨・足背に軽度浮腫あり。妻も同時期に感冒様症状（咽頭痛，鼻汁）があったため「自分もかぜを引いたと思っていた」とのこと。
- 胸部単純X線写真で心拡大・両側胸水貯留・両肺野（右肺優位）に軽度のすりガラス状陰影を認めた。

悩みどころ

1) 肺炎？ 心不全？ 両者の合併？
   - ➡対応A：肺炎として治療…呼吸・循環動態が急激に悪化。心不全があった。
   - ➡対応B：心不全として治療…発熱が持続し，膿性喀痰が出現。肺炎があった。
2) 鑑別できない場合の対処は？
   - ➡対応C：肺炎＋心不全として治療（現実には最も多い対応と思われる）

患者の状態はなんとなく落ちついたが，いずれの治療が奏効したのかはっきりしない。心不全の長期フォローをどうしてよいかわからない。

2 「肺炎」とは何か？

- 両疾患の鑑別のためには，両疾患の概念と診断基準を整理しておく必要がある。日本呼吸器学会の『成人肺炎診療ガイドライン2017』[2]によると，肺炎とは「肺実質の，急性の，感染性の，炎症」と定義される。すなわち，何らかの病原微生物が肺に侵入して，急性の炎症をきたした場合である。呼吸器症状として咳嗽，喀痰，頻呼吸，呼吸困難，胸痛などを呈し，全身症状として発熱，倦怠感，食思不振，頻脈，意識障害などを呈する。血液検査では白血球増加（好中球優位），CRP・血沈の上昇が認められ，胸部X線写真で気管支透亮像を伴う浸潤影を呈する。

- 英国胸部学会（BTS）による市中肺炎のガイドライン[3]が肺炎の診断基準を最も明確に示している。ただし，日本の臨床現場にそぐわない部分もあるため，筆者の施設では**表1**のように改訂して日常臨床に用いている。

- 肺炎の診断における病歴，自覚症状，身体所見，検査所見の有用性がこれまで多数報告されており[4]，これらを用いた実際の診断手順チェックシートを**表2**に示す。各項目の有用性は陽性/陰性尤度比（positive likelihood ratio；PLR, negative likelihood

表1 肺炎の診断基準

①	急性下気道感染症を示唆する症状：咳嗽+α（喀痰，呼吸困難，胸痛*）
②	新たな局所的身体所見，もしくは局所的胸部X線写真上の新たな異常所見
③	1つ以上の全身症状：発汗，発熱（38℃以上），悪寒・戦慄，筋肉痛，倦怠感*，食欲不振*，意識障害*
④	肺炎以外の疾患では説明がつかない

①〜④の4項目すべてを満たす場合を確定診断，3項目を満たすものを疑い診とする
*は飯塚病院呼吸器内科で独自に追加している項目

表2 肺炎の診断手順チェックシート

〈問診〉肺炎を生じやすい基礎状態について確認	
□免疫抑制状態（PLR 2.2/NLR 0.85）	□認知症（PLR 3.4/NLR 0.94）

〈バイタルサイン〉「診断基準③」，呼吸数の確認	
□発熱（PLR 1.7〜2.1/NLR 0.59〜0.71）	□呼吸数≧30回/分（PLR 2.6/NLR 0.80）

〈自覚症状〉
A.「診断基準①」について確認

□咳嗽（PLR 1.8/NLR 0.31）	□喀痰（PLR 1.3/NLR 0.55）
□呼吸困難（PLR 1.4/NLR 0.67）	□胸痛*

B.「診断基準③」について確認

□発汗（PLR 1.7/NLR 0.83）	□悪寒・戦慄（PLR 1.3〜1.8/NLR 0.70〜0.85）
□筋肉痛（PLR 1.3/NLR 0.58）	□倦怠感*
□食欲不振*	□意識障害*

〈身体所見〉「診断基準②」について確認

□濁音（PLR 2.2〜4.3/NLR 0.79〜0.93）	□呼吸音減弱（PLR 2.3〜2.5/NLR 0.64〜0.78）
□気管支呼吸音（PLR 3.5/NLR 0.90）	□crackles（PLR 1.6〜2.7/NLR 0.62〜0.87）
□rhonchi（PLR 1.4〜1.5/NLR 0.76〜0.85）	□egophony（PLR 2.0〜8.5/NLR 0.76〜0.96）

〈胸部単純X線写真〉「診断基準②」について確認
　□新たな局所的胸部X線異常

〈他疾患の除外〉「診断基準④」について確認
　□肺炎以外の疾患では説明がつかない

赤字は陽性尤度比が比較的高い（2.5以上）所見，青字は陰性尤度比が比較的低い（0.45以下）所見。検査前確率を50％とした場合に，これらの項目は検査後確率を20％以上変化させる
免疫抑制状態，認知症，呼吸数≧30回/分の場合には，他の項目を満たさなくてもより慎重に検討する
*は飯塚病院呼吸器内科で独自に追加している項目

ratio；NLR）で表す．これによれば胸部の身体所見はPLRが比較的高いものが多く有用にみえるが，身体所見の診察者間の一致率は低く（κ値0.01〜0.52），習熟していない場合には過信は禁物である．これらのチェックシートをもとに，疾患の可能性を30％（低い），50％（わからない），80％（高い）の少なくとも3つのうちのいずれかに判別し，初期対応に当たる．

■ ここで注意したいのは，CRPやプロカルシトニンが診断基準には入っていない点である．心不全との鑑別診断におけるこれらのマーカーの有用性については後に述べる．
■ 喀痰のグラム染色も残念ながら診断基準には入っていない．しかし，肺炎を示唆する胸部の新たな局所所見があり，膿性の痰が取れてグラム染色で有意な細菌を特定でき，上

気道の感染症を除外できた場合は，肺炎と確定してもよいと考えている。

3 「急性心不全」とは何か？

- 次に，「急性心不全」とは何だろうか？ 日本循環器学会／日本心不全学会合同の「急性・慢性心不全診療ガイドライン」[5]によると，「心臓の構造的および/あるいは機能的異常が生じることで，心ポンプ機能が低下し，心室の血液充満や心室から末梢への血液の駆出が障害されることで，種々の症状・徴候が複合された症候群が急性に出現あるいは悪化した病態」と定義されている。
- 国際的に統一された明確な診断基準はなく，総合的に判断しなければならない。まずは心不全を疑う所見（**表3**）をチェックし，フラミンガム診断基準（**表4**）[5]を参考に初期診断を行う。

表3 心不全を疑う所見

〈問診〉
　□心不全の既往（PLR 4.1～8.0／NLR 0.28～0.73）
　□心筋梗塞の既往（PLR 2.0～4.9／NLR 0.58～0.82）

〈バイタルサイン〉
　□頻脈≧120回／分（検討されていない）

〈自覚症状〉
　□発作性夜間呼吸困難（PLR 1.5～4.5／NLR 0.54～0.91）
　　または起坐呼吸（PLR 1.2～3.9／NLR 0.45～0.92）
　□夜間咳嗽（PLR 0.70～1.2／NLR 0.87～1.3）
　□労作性呼吸困難（PLR 1.2～1.4／NLR 0.85～1.1）

〈身体所見〉
　□頸静脈怒張（PLR 3.2～7.9／NLR 0.57～0.77）　　□心房細動（PLR 1.7～8.8／NLR 0.65～0.96）
　□肺ラ音（PLR 1.9～4.1／NLR 0.37～0.70）　　　　□肝頸静脈逆流（PLR 0.81～51.0／NLR 0.62～1.0）
　□心拡大（PLR 2.4～4.7／NLR 0.23～0.48）　　　　□下腿浮腫（PLR 0.92～5.0／NLR 0.39～1.1）
　□Ⅲ音（PLR 4.9～25.0／NLR 0.83～0.94）　　　　□肝腫大（検討されていない）
　□Ⅳ音（PLR 0.47～5.5／NLR 0.93～1.0）　　　　　□胸水貯留（PLR 2.4～4.3／NLR 0.80）
　□何らかの心雑音（PLR 1.7～4.1／NLR 0.73～0.90）

〈胸部X線〉
　・急性肺水腫
　　□間質性肺水腫（PLR 5.2～27.0／NLR 0.54～0.85）
　　□肺胞性肺水腫（PLR 2.2～16.0／NLR 0.93～0.97）
　　□何らかの肺水腫（PLR 0.6～16.0／NLR 0.11～1.3）
　□心拡大（PLR 2.4～4.7／NLR 0.23～0.48）
　□胸水貯留（PLR 2.4～4.3／NLR 0.80）

〈心電図〉
　□心房細動（PLR 1.7～8.8／NLR 0.65～0.96）
　□新たなT波の変化（PLR 1.7～5.3／NLR 0.74～0.92）

赤字は陽性尤度比が比較的高い（2.5以上）所見，青字は陰性尤度比が比較的低い（0.45以下）所見。検査前確率を50％とした場合に，これらの項目は検査後確率を20％以上変化させる

表4 フラミンガム研究における心不全の診断基準

大基準	大または小基準	小基準
発作性夜間呼吸困難	治療に反応して5日間で4.5kg以上の体重減少（これが心不全治療による効果なら大基準1つ，それ以外ならば小基準1つとみなす）	下腿浮腫
頸静脈怒張		夜間咳嗽
肺ラ音		労作性呼吸困難
胸部X線での心拡大		肝腫大
急性肺水腫		胸水貯留
拡張早期性ギャロップ（Ⅲ音）		肺活量減少（最大量の1/3以下）
中心静脈圧上昇（>16cmH$_2$O）		頻脈（≧120拍/分）
循環時間延長（25秒以上）		
肝・頸静脈逆流		
（剖検での肺水腫，内臓うっ血や心拡大）		

2つ以上の大基準，もしくは1つの大基準と2つ以上の小基準を満たす場合に心不全と診断する
(Mckee PA, et al. 1971より改変)

〔日本循環器学会/日本心不全学会：急性・慢性心不全診療ガイドライン（2017年改訂版）．
http://www.j-circ.or.jp/guideline/pdf/JCS2017_tsutsui_h.pdf（2018年11月閲覧）p17 より転載〕

- 急性心不全の可能性が高ければ，**図1**[5]の初期対応フローチャートに従い初期治療と原因のスクリーニングを並行して行う。特に血行動態が不安定な場合には早急な初期治療が必要であり，その際にはクリニカルシナリオ分類（**図2**）[5]が有用である。心不全診断のバイオマーカーとしてのBNPやNT-proBNP（後述）はこの時点では判明していないことが多く，重症患者ほど問診・身体所見による判断の重要性が高まる。
- 特殊病態以外の原因として，感染症（肺炎，感染性心内膜炎，敗血症など），慢性閉塞性肺疾患（COPD）の急性増悪，薬剤性（NSAIDs，陰性変力作用のある薬剤，癌化学療法など），ストレス・過労，内分泌・代謝異常（甲状腺機能亢進・低下，副腎機能低下，周産期心筋症など），アドヒアランス不良（塩分・水分制限，服薬遵守など）について，抜けがないようにチェックする。
- 急性心不全診断におけるバイオマーカーで有用なのはナトリウム利尿ペプチド（BNPまたはNT-proBNP）であり，これまで多数の報告がなされている[6]。BNP 100pg/mLをカットオフ値とすると，心不全診断の感度90％，特異度76％，診断適中率83.4％，50pg/mL未満では陰性適中率が96％と報告されている[7]。ほかにはBNP≦100pg/mLで非心不全，BNP≧500pg/mLで心不全，BNP 100～500pg/mLは判断困難とする報告もある[8]。また，加齢で値が上昇する傾向があるため，NT-proBNPでは年齢別のカットオフ値が提案されている（**表5**）[9]。加齢以外にも，心房細動，女性，急性心筋梗塞，狭心症，肺塞栓症，高血圧症，腎不全，肺性心，そして敗血症などでもBNP値は上昇し[8]，逆に収縮性心膜炎，僧帽弁狭窄症，発作性の不整脈，虚血性心疾患の一部，高度肥満などではBNPが上昇しにくい性質があるため，判定には注意が必要である。
- 心臓超音波検査は，左室駆出率，壁厚と壁運動，弁膜症の検討には欠かすことができ

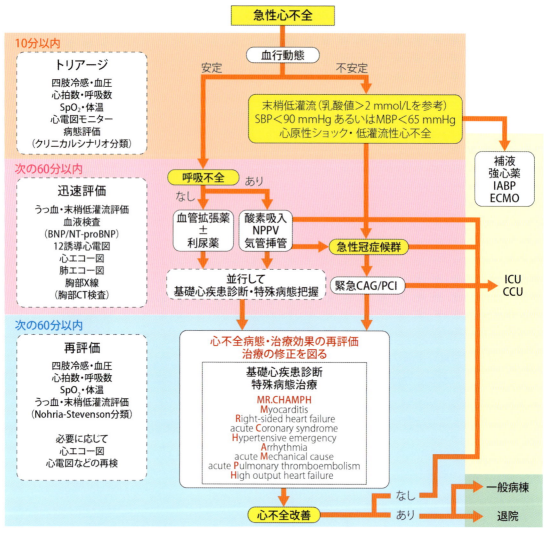

図1 急性心不全に対する初期対応から急性期対応のフローチャート
(Mebazaa A, et al. 2016を参考に作図)

〔日本循環器学会/日本心不全学会:急性・慢性心不全診療ガイドライン(2017年改訂版).
http://www.j-circ.or.jp/guideline/pdf/JCS2017_tsutsui_h.pdf(2018年11月閲覧)p79より転載〕

表5 NT-proBNPの年齢別カットオフ値

年齢	カットオフ値	感度(%)	特異度(%)	PPV(%)	NPV(%)	診断精度(%)
"Rule-in"のためのカットオフ値						
<50歳	450pg/mL	97	93	76	99	94
50〜75歳	900pg/mL	90	82	83	88	85
>75歳	1,800pg/mL	85	73	92	55	83
"Rule-out"のためのカットオフ値						
全年齢	300pg/mL	99	60	77	98	83

PPV:陽性適中率, NPV:陰性適中率

(文献9より改変)

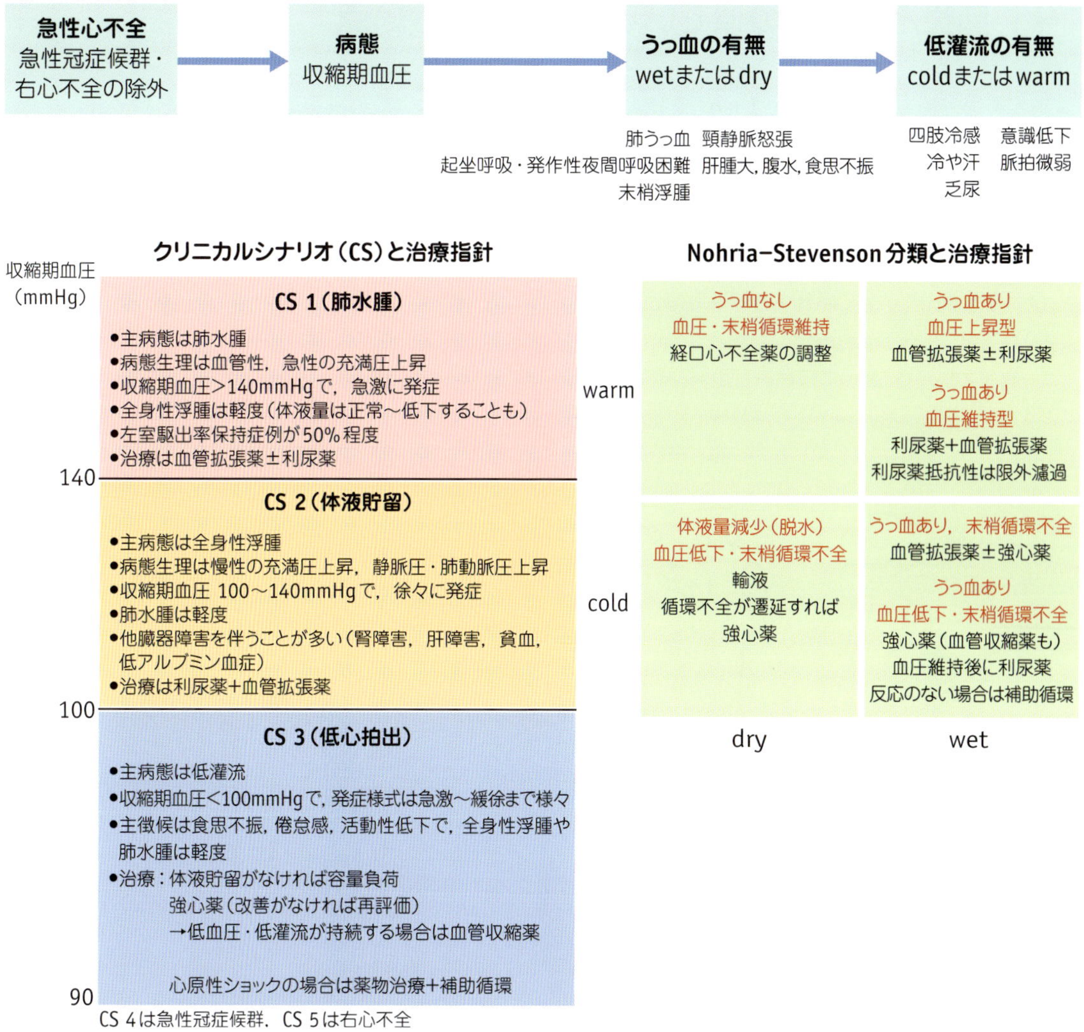

急性心不全の初期対応

```
急性心不全          → 病態      → うっ血の有無      → 低灌流の有無
急性冠症候群・         収縮期血圧    wet または dry     cold または warm
右心不全の除外
```

うっ血の有無：
- 肺うっ血、頸静脈怒張
- 起坐呼吸・発作性夜間呼吸困難、肝腫大、腹水、食思不振
- 末梢浮腫

低灌流の有無：
- 四肢冷感、意識低下
- 冷や汗、脈拍微弱
- 乏尿

クリニカルシナリオ（CS）と治療指針

収縮期血圧 (mmHg)

CS 1（肺水腫） (>140)
- 主病態は肺水腫
- 病態生理は血管性，急性の充満圧上昇
- 収縮期血圧>140mmHgで，急激に発症
- 全身性浮腫は軽度（体液量は正常〜低下することも）
- 左室駆出率保持症例が50％程度
- 治療は血管拡張薬±利尿薬

CS 2（体液貯留） (100〜140)
- 主病態は全身性浮腫
- 病態生理は慢性の充満圧上昇，静脈圧・肺動脈圧上昇
- 収縮期血圧 100〜140mmHgで，徐々に発症
- 肺水腫は軽度
- 他臓器障害を伴うことが多い（腎障害，肝障害，貧血，低アルブミン血症）
- 治療は利尿薬＋血管拡張薬

CS 3（低心拍出） (90〜100)
- 主病態は低灌流
- 収縮期血圧<100mmHgで，発症様式は急激〜緩徐まで様々
- 主徴候は食思不振，倦怠感，活動性低下で，全身性浮腫や肺水腫は軽度
- 治療：体液貯留がなければ容量負荷
  強心薬（改善がなければ再評価）
  →低血圧・低灌流が持続する場合は血管収縮薬
  心原性ショックの場合は薬物治療＋補助循環

CS 4は急性冠症候群，CS 5は右心不全

Nohria-Stevenson 分類と治療指針

warm / dry：うっ血なし、血圧・末梢循環維持
経口心不全薬の調整

warm / wet：うっ血あり、血圧上昇型
血管拡張薬±利尿薬

うっ血あり、血圧維持型
利尿薬＋血管拡張薬
利尿薬抵抗性は限外濾過

cold / dry：体液量減少（脱水）
血圧低下・末梢循環不全
輸液
循環不全が遷延すれば強心薬

cold / wet：うっ血あり，末梢循環不全
血管拡張薬±強心薬

うっ血あり
血圧低下・末梢循環不全
強心薬（血管収縮薬も）
血圧維持後に利尿薬
反応のない場合は補助循環

図2　急性心不全の初期対応から急性期病態に応じた治療の基本方針
〔日本循環器学会/日本心不全学会：急性・慢性心不全診療ガイドライン（2017年改訂版）.
http://www.j-circ.or.jp/guideline/pdf/JCS2017_tsutsui_h.pdf（2018年11月閲覧）p81をもとに作成〕

ず，心不全の診断・原因検索において重要な位置を占める。また，心嚢液貯留や下大静脈径の計測も診断には非常に重要である。ここで注意すべきなのは，わが国の急性心不全では左室駆出率＜40％の症例が58％を占めていることである[10]。肺炎との鑑別が最も問題になるクリニカルシナリオ（CS）1でも，約半数は左室駆出率は保たれている[5]。

■肺エコーによる肺水腫診断の有用性が報告されている。呼吸困難患者に対し，左右の胸部あわせて8カ所でBライン（小葉間隔壁の肥厚を反映する＝胸部X線写真上のKerley's B line）の有無を評価することにより，感度94％，特異度92％で急性心不全と他疾患を鑑別できると報告されている[11]。しかしこれは検査者の力量により差が出るため，注意が必要である。

4 肺炎と心不全の似ている点・似ていない点

■ 両疾患の診断基準・手順（表1～4）を比較すると，両疾患には4つの共通所見があることがわかる。しかしこれらの共通点にも細かな相違があるため，丁寧な病歴聴取・身体診察・画像読影で鑑別を行う。

> ① 咳嗽：心不全では夜間咳嗽が多い
> ② 呼吸困難：心不全では発作性夜間呼吸困難，起坐呼吸，労作性呼吸困難が特徴的
> ③ 副雑音：肺炎ではegophonyが役立つ
> ④ 胸部X線写真：肺炎では局所性のものが多く，心不全では胸水・Kerley's B line・肺門優位の陰影（butterfly shadow）などが参考になる（図3）[5]

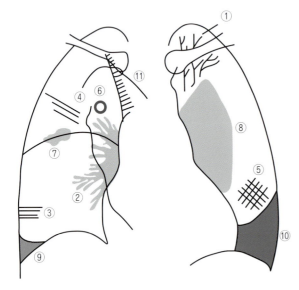

① cephalization（角出し像）
　── 肺尖部への血流の再分布所見（肺静脈圧15～20mmHg）
② perivascular cuffing（肺血管周囲の浮腫）
③ Kerley's B line（カーリーB線）
④ Kerley's A line（カーリーA線）
⑤ Kerley's C line（カーリーC線）
⑥ peribronchial cuffing（気管支周囲の浮腫）
　── ②～⑥：間質性肺水腫所見（肺静脈圧20～30mmHg）
⑦ vanishing tumor（一過性腫瘤状陰影）
　── 胸水
⑧ butterfly shadow（蝶形像）
　── 肺胞性肺水腫所見（肺静脈30mmHg以上）
⑨⑩ costophrenic angle（肋骨横隔膜角）の鈍化
　── 胸水
⑪ 上大静脈の突出

図3　心不全の胸部単純X線写真（シェーマ）
〔日本循環器学会／日本心不全学会：急性・慢性心不全診療ガイドライン（2017年改訂版）．
http://www.j-circ.or.jp/guideline/pdf/JCS2017_tsutsui_h.pdf（2018年11月閲覧）p22より転載〕

■ 上記4点以外の相違点のほうがはるかに多く，1つずつチェックを行えば両者の存在診断はおおむね可能と考えられる。

5 その他の鑑別法

■ わが国でよく用いられている胸部CTの有用性については，報告が少ない。当院においてうっ血性心不全41例と急性呼吸促迫症候群（ARDS）20例のCT画像を比較検討した結果を表6[12]に示す。すりガラス状陰影の分布の特徴，butterfly shadowの有無，胸水の位置の左右などが鑑別点と考えられたが，これはすべての症例においてCT撮像を推奨するものではない。特に，うっ血性心不全の存在が強く疑われる場合では推奨さ

表6 胸部CT画像におけるうっ血性心不全とARDSの鑑別点

CT所見	PPV (%)	NPV (%)
うっ血性心不全を示唆するCT所見		
上葉優位のすりガラス状陰影	95.2	47.5
中枢側優位のすりガラス状陰影	92.3	51.4
中枢側優位の均等影	92.0	50.0
ARDSを示唆するCT所見		
左側優位の胸水貯留*	71.4	72.2
境界不明瞭な小陰影	58.3	73.5

*右側優位の胸水貯留は心不全に多く認められた

（文献12より改変）

れず，速やかに治療を開始し，循環動態の安定化をめざすべきである。

- 炎症マーカーはどうだろうか？ CRPについては，感染症を伴わない心不全でも10mg/dL程度まで上昇すると報告されており（特に心筋梗塞症例や，左室収縮能低下を伴う症例に多い），鑑別診断上の有用性は低いと言わざるをえない。CRPとBNPを用いて肺炎と心不全の鑑別診断モデルを作成しようとした場合，CRPは独立因子として残らなかったとも報告されている[13]。さらに，尿路感染症などの肺以外の感染症が原因で慢性心不全が増悪したような場合も多いため，解釈には十分な注意が必要である。

- プロカルシトニンについては，心不全と肺炎の鑑別が困難な症例において0.10ng/mLをカットオフ値として用いると，肺炎の診断に対する感度80％，特異度77％，陽性適中率（PPV）36％，陰性適中率（NPV）96％であり，肺炎の除外診断に有用な可能性が示唆されている[14]。しかし，急性冠症候群ではプロカルシトニンが上昇するとの報告もあるため，使用・解釈には注意が必要である。

- 2008年に，急性呼吸不全患者の鑑別診断のための超音波検査プロトコールとして"BLUE (bedside lung ultrasound in emergency) protocol"が提唱された[15]。これは左右胸郭をそれぞれ前胸部・側胸部・背側部×上部・下部の合計12のゾーンに分類し，各部位でマイクロコンベックス型プローブにより肋間から肺エコーを行い，胸膜のスライディング，胸水，Aライン（正常肺野にみられるサイン），Bライン（前述），肺内のコンソリデーション，lung point（気胸でみられる，正常肺と虚脱肺の境目）の検索を行う。それと同時に可能な範囲で，内頸静脈・鎖骨下静脈・腸骨〜大腿〜膝窩静脈・下大静脈・ヒラメ筋静脈について圧迫法で静脈血栓の検索を行い，総合評価する方法である。高い正診率（90.5％）で心原性肺水腫，COPD／喘息，肺塞栓，気胸，肺炎の鑑別診断が可能と報告した。2015年にはDexheimerが追試を行い，肺炎について感度88％，特異度90％，心原性肺水腫について感度86％，特異度87％の精度であったと報告している[16]。言うまでもないが，この方法も検者の習熟が必要である。

6 悩ましいとき──鑑別困難もしくは両疾患合併時の対応

- 日常臨床上最もよく遭遇するのは，心不全の診断基準を十分満たすものの，発熱しているケースである。このような場合，身体所見・画像所見ともに局所的な肺所見がなければ，①肺以外の感染症による慢性心不全増悪，②心臓自体の問題（心筋梗塞，心内膜炎，心筋炎，心外膜炎，肺塞栓症など）について必ず検索を行う。

> **当院で実際に遭遇した症例**
> - 「肺炎による慢性心不全増悪」という触れ込み
>
> **症例2**：入院時導尿で膿尿を認めた。心不全と尿路感染症の治療開始2日目には肺陰影・胸水はすべて消失。尿路感染症による慢性心不全の増悪であった。
>
> **症例3**：入院後の聴診で心音異常あり。心臓超音波検査にて大動脈弁に疣贅を認めた。翌日，血液培養陽性となり，感染性心内膜炎による弁膜症に伴う心不全であった。
>
> **症例4**：入院後の聴診で心音異常あり。心臓超音波検査にて心室中隔穿孔を認めた。心筋梗塞後の心室中隔穿孔であった。

- 鑑別が悩ましい中等症～重症例では，心電図・心臓超音波検査を可及的速やかに行う。少なくとも，循環器的処置［心臓カテーテル，重症不整脈治療，ペーシング，大動脈内バルーンパンピング（IABP），心嚢ドレナージ等］による早期介入が可能な症例を見逃さないようにする。
- 次に，クリニカルシナリオに沿って初期治療を開始する（**図2**）。血圧が高め～正常範囲（CS 1～2）の場合，治療法選択に苦慮することはあまりない。輸液負荷は避け，血管拡張薬や利尿薬を使用する。経過中に体重減少や胸部陰影の速やかな改善等を認めれば，心不全が存在していたと診断してよいだろう。血圧が低い場合，敗血症性ショックと判断するならば大量輸液と血管収縮薬が必要となる。一方，心不全と判断するならばCS 3に該当し，明らかな浮腫のない場合は容量負荷を行い，改善がなければ強心薬，さらに低循環が持続すれば血管収縮薬を使用することとなる。「初期容量負荷」は両疾患で共通しているが，左室収縮能が非常に低下している場合や，高度の弁膜症を認める場合にはリスクが高い。あらかじめ心臓超音波検査や下大静脈径計測などを行っておくことが重要である。
- 心不全が存在する場合，治療後の長期管理も重要である。病状改善後も安心せず，退院前に必ず専門医とディスカッションをしておく。

文 献

1) Ray P, et al：Crit Care. 2006；10(3)：R82.
2) 日本呼吸器学会成人肺炎診療ガイドライン2017作成委員会：成人肺炎診療ガイドライン2017. 日本呼吸器学会, 2017.
3) Lim WS, et al：Thorax. 2009；64(Suppl 3)：iii1-55.
4) Metlay JP, et al：JAMA. 1997；278(17)：1440-5.
5) 日本循環器学会／日本心不全学会：急性・慢性心不全診療ガイドライン（2017年改訂版）. 2018.
　　http://www.j-circ.or.jp/guideline/pdf/JCS2017_tsutsui_h.pdf（2018年11月閲覧）
6) 日本心不全学会予防委員会：血中BNPやNT-proBNP値を用いた心不全診療の留意点について.
　　http://www.asas.or.jp/jhfs/topics/bnp201300403.html（2018年11月閲覧）
7) Maisel AS, et al：N Engl J Med. 2002；347(3)：161-7.
8) Rudiger A, et al：Crit Care Med. 2006；34(8)：2140-4.
9) Januzzi JL, et al：Eur Heart J. 2006；27(3)：330-7.
10) Tsuchihashi-Makaya M, et al：Circ J. 2009；73(10)：1893-900.
11) Picano E, et al：Eur Heart J. 2016；37(27)：2097-104.
12) Komiya K, et al：J Thorac Imaging. 2013；28(5)：322-8.
13) Lee YJ, et al：Tuberc Respir Dis (Seoul). 2013；74(1)：15-22.
14) Alba GA, et al：Am J Med. 2016；129(1)：96-104. e7.
15) Lichtenstein DA, et al：Chest. 2008；134(1)：117-25.
16) Dexheimer Neto FL, et al：J Bras Pneumol. 2015；41(1)：58-64.

〈飛野和則〉

1章 市中肺炎の診断はどうする？

8 結核が疑われたときにキノロンを避けるべきケース，使ってもよいケース

400字で言い切ると…

肺結核が疑われるときは、
キノロン系抗菌薬の投与は極力避けて診断遅延を回避する

▶ 日本では結核の罹患率は先進諸国と比較するとかなり高い。
　→ 1 p.55

▶ 下気道感染症の起因菌のひとつとして結核があることを忘れない。
▶ 肺結核は忘れた頃に病院に現れ，医療者を惑わせる。
▶ 肺結核の臨床像は意外と多彩で，時に細菌性肺炎と紛らわしい。
　→ 2 p.57

▶ 下気道感染症では，肺結核罹患リスクを示唆する既往歴や基礎疾患，曝露歴に注意して病歴聴取を行う必要がある
　→ 3 p.58

▶ 病歴経過などから「肺結核かも？」と頭をよぎったら，初めから喀痰抗酸菌塗抹・培養と結核菌PCR検査を提出しておく。
　→ 4 p.58

▶ 結核にキノロン系抗菌薬を投与すると，症状をマスクし診断が遅れる。
　→ 5 p.59

▶ 細菌性肺炎にキノロン系抗菌薬を積極使用すべき場面は限定される。
　→ 6 p.60

1 肺炎診療において肺結核をどのくらい心配するか？

症例1　特に既往歴のない48歳，男性

- 20XX年10月上旬から微熱，咳，痰と左胸痛あり，10月下旬に前医を受診した。
- 胸部X線で左肺浸潤影と胸水を認め（図1），市中肺炎＋胸膜炎として左胸水穿刺（滲出性，一般細菌培養陰性）の上，モキシフロキサシン400mg，1日1回内服を14日分処方された。
- その後解熱し，咳・痰は減ったが，左胸痛が改善しないため12月下旬に某総合病院内科外来に紹介状なしで来院。左肺浸潤影と胸水貯留を認めた。
- 喀痰抗酸菌塗抹検査を繰り返し，3回目で抗酸菌塗抹陽性（ガフキー2号相当），結核菌PCR陽性となった。

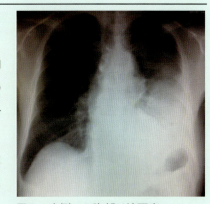

図1　症例1の胸部X線写真

悩みどころ

- 初診時点で細菌性肺炎と考えられた（？）が，肺結核を除外するためにどこまで検査をしておくべきだっただろうか？

症例2　「肋膜」の既往のある80歳，女性

- 20XX年1月上旬から湿性咳嗽あり，1月下旬にかかりつけ近医を受診した。
- 胸部X線で右肺上葉に浸潤影あり（図2），肺炎としてレボフロキサシン500mg，1日1回内服を7日分処方された。
- 喀痰一般細菌培養では起因菌同定されず。その後いったん湿性咳嗽は軽快した。
- 再度湿性咳嗽が持続し，10カ月後に血痰をきたして某病院内科に外来受診した。
- 喀痰抗酸菌塗抹陽性（ガフキー5号相当），結核菌PCR陽性。

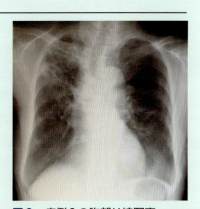

図2　症例2の胸部X線写真

> **悩みどころ**
> 1）湿性咳嗽と肺野浸潤影によって細菌性肺炎と診断していた（？）が，その受診時点で細菌性肺炎以外を考える手がかりはなかっただろうか？
> 2）高齢者の肺炎と思ってキノロン系抗菌薬を積極的に使ってはいけないのだろうか？

■ 上記の2症例はいずれも筆者が後医として経験した苦々しい症例である。このように細菌性肺炎としてキノロン系抗菌薬が投与され，その後に遅れて肺結核と診断される問題のある症例は数多くあり，後を絶たない。プライマリ・ケアや呼吸器科での診療で同じ過ちを繰り返さないためにも，このような教訓的な事例から学ばなければならない。具体的にどの点が問題であったか，そのピットフォールについてエビデンスと経験則を交えて述べる。そして細菌性肺炎の診療においてキノロン系抗菌薬を使用する上で，どのような点に注意すべきかを考えてみよう。

肺結核は今でもコモンな下気道感染症

■ 日本では結核罹患率は年々漸減しているが，先進諸国と比較するとまだかなり高い。
■ 結核菌感染症の90％以上が既感染からの再活性化とされ，背景には加齢や基礎疾患による細胞性免疫の低下がある場合が多い。
■ 日本の大都市における旧市街地区の住民や，高齢者では結核罹患率が比較的高い。
■ 肺結核は今でも日本でコモンな下気道感染症であり，細菌性肺炎の診療現場でも肺結核の可能性の事前確率は比較的高いと認識しておく必要がある。

📎 Memo 1：日本の結核罹患率に関する基礎知識

● 厚生労働省健康局の2017年報告では，日本の結核罹患率は1999年の結核緊急事態宣言のときの人口10万対34.6から，2016年には人口10万対13.9まで減少した。WHO TB burden estimateにおける国際比較では，日本は結核低蔓延国に位置づけられるが，先進諸国と比べると結核罹患率は数倍高い（図3）。

● 日本の結核罹患率には地域差があり，都道府県別トップ5は①大阪②東京③愛知④岐阜⑤徳島で，さらに中核都市の人口密集地域や低所得者層の多い地区では全国平均の数倍以上になることがある。結核罹患率は高齢者において高く，2016年の70〜79歳，80〜89歳，90歳以上の結核罹患率（人口10万対）はそれぞれ24.5，60.8，96.3であった。

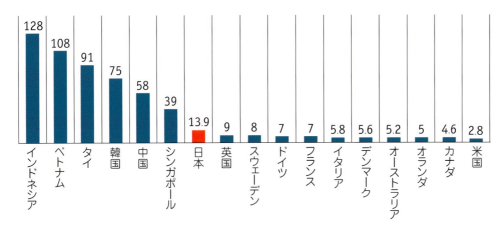

図3 2015年の国別平均結核罹患率（人口10万対）
（厚生労働省：「平成28年結核登録者情報調査年報集計結果について」をもとに作成）

2 肺結核と細菌性肺炎を間違えることがあるか？

- 市中肺炎を疑うケースで，結果的に肺結核と診断されるケースは「ときどき」ある。未診断の肺結核経過中に細菌性肺炎を併発して医療機関を受診するケースも稀にある。
- 肺結核は「緩徐に進行する下気道感染症」だが，典型症状が出そろうのは意外と少ない。咳や熱といった主症状と，胸部画像の肺野浸潤影といった断片的な臨床像は，肺結核や細菌性肺炎に共通するために混同されやすい。

📖 Memo 2：肺結核と細菌性肺炎の紛らわしさのエビデンス

- わが国の報告では，全国結核罹患率が人口10万対32〜34であった1998〜2000年の2年間で，地方中核都市の大学病院における高齢者市中肺炎84例のうち肺結核が8例であった[1]。2007年の台湾における市中肺炎と医療施設関連肺炎の入院ケースの後方視的コホート研究では，市中肺炎934例中2.7%，医療施設関連肺炎701例中3%で，細菌性肺炎と肺結核の併存がみられた[2]。2013年のイランの中核都市大学病院に急性市中肺炎として入院した120例中17.5%が肺結核の診断となり，その52.4%はPSIで重症のカテゴリーであった[3]。
- 米国で1993年に診断された肺結核患者254人を対象とした調査では，2週間以上続く咳・発熱・倦怠感の頻度はそれぞれ52.4%，29.3%，41.8%であった。また，寝汗・食欲低下・血痰はそれぞれ46.0%，40.2%，23.8%であった[4]。このように肺結核の各典型症状の頻度は高くはないため，典型的な症状にのみ頼って判断すると肺結核の見逃しや細菌性肺炎との誤診につながる。

3 肺結核と細菌性肺炎を病歴でどうやって見わけるか？

- 病歴に注目すれば，肺結核は亜急性～慢性経過であり，細菌性肺炎は急性～亜急性経過である．
- 亜急性経過の下気道感染症の場合では，肺結核と細菌性肺炎を最も区別しにくい．
- 肺結核は経過が比較的長くて，寝汗，体重減少，栄養不良，貧血といった慢性炎症に伴う諸症状がみられることが多い．
- 下気道感染症では，肺結核罹患リスクを示唆する既往歴や基礎疾患，曝露歴に注意して病歴聴取を行う必要がある．

Memo 3：肺結核の可能性に気づく病歴のポイント（表1）

- 肺結核を細菌性肺炎と誤診するケースでは，受診時の呼吸器症状・発熱・採血炎症反応・胸部画像だけに注目し，経過の長さに気づかないことが多い．経過の長短，慢性炎症に伴う諸症状の有無に注目することで肺結核の存在に気づくきっかけとしやすい．
- 高齢者では結核罹患歴に関する記憶が定かでないことがしばしばあるため，病歴聴取の際は注意する．日本で結核が蔓延していた60年以上前は，結核という言葉自体が差別的な意味合いを帯び，結核を示唆するほかの病名で表現されていたこともある（表1）．

表1 結核だったかもしれないことを示唆するキーワード

病名	肋膜，肺浸潤，労咳，リンパ腺，肺の影
治療歴	マイシン筋注，お尻に筋注，栄養療法
生活歴	サナトリウム，療養所生活，徴兵免除

4 肺結核と細菌性肺炎を検査でどうやって見わけるか？

- 肺結核も細菌性肺炎も，いずれも採血検査だけで判別はできない．
- 肺結核に特徴的とされる，上葉優位に分布する結節影，散布影，空洞病変といった画像所見は肺結核を疑うヒントにはなりうる．しかし，肺結核でも細菌性肺炎のような浸潤影を呈することもときどきある．画像診断だけで肺結核と細菌性肺炎を厳密に区別することは困難である．
- 喀痰グラム染色は細菌性肺炎の診断に有用なことがある．しかし，肺結核の疑いもある場合の喀痰検査は，検査室内の専用のドラフトチャンバーで実施する必要があるため，自分で不用意な喀痰塗抹検査をしないように注意する．
- 病歴，症状，身体所見，血液検査，胸部画像検査だけで肺結核と細菌性肺炎を区別できず，両者を同時に考慮しながら診療する必要のあるケースがときどきみられる．

- 病歴経過などから「肺結核かも？」と頭をよぎったら，初めから喀痰抗酸菌塗抹・培養と結核菌PCR検査を提出しておく。
- 特に，抗菌薬治療に不応ないし根治しない肺炎をみた場合の鑑別診断には，肺結核を挙げておくほうがよい。

> **Memo 4：採血検査での肺結核診断の限界**
>
> - IGRA（interferon gamma releasing assay：クォンティフェロン®やTスポット®など）は，そもそも迅速診断ではないため，肺炎のマネジメントのような数時間単位での迅速性を求められる場面では役に立たない。
> - 第3世代QFT-GIT（クォンティフェロン® TBゴールド）の感度は，成人で64〜93％と報告によりばらつきがある。第3世代QFT-GITの特異度は結核罹患率の低い層（低罹患率国の児童〜若年成人）で99〜100％とされる[5]。第4世代のT-SPOT.TB（Tスポット®.TB）は感度50〜100％，特異度85〜100％と幅があり，結核性髄膜炎と粟粒結核では結核免疫反応低下のため感度が低く（79％の報告あり[6]），低所得国で結核罹患率の高いエリアでは特異度が低い（61％の報告あり[7]）。このように，この検査の感度は十分高いとは言えないため偽陰性に注意が必要である。また，高齢者やその他の要因で結核既感染率が高い層では潜在結核や結核の既往を反映してしまうため，この検査の特異度は低いと考えられる。
> - つまり，日本の結核罹患率が高い地域や年齢層でのこのような検査には，おのずと精度に限界があることを知らなければならない。

5 もし肺結核にキノロン系抗菌薬を投与したらどうなるか？

- キノロン系抗菌薬には抗結核菌活性がある。結核治療のセカンドラインでは多剤併用とともに用いられる。
- *in vitro*での抗結核菌活性は，モキシフロキサシン＞レボフロキサシン＞シプロフロキサシンの順に強い。
- 結核菌感染症にキノロン系抗菌薬を単独で使用すると，症状の改善がみられることがあるが，結核菌感染症が根治することはない。
- 細菌性肺炎だと思っていて実は活動性肺結核であった場合，キノロン系抗菌薬を投与すると，症状と喀痰排菌がマスクされやすい。その結果，肺結核の診断が大幅に遅れることがある。
- キノロン系抗菌薬投与後の肺結核診断遅延が予後不良につながる症例報告もある。

> **Memo 5：肺結核を細菌性肺炎としてキノロン系抗菌薬を単剤投与することによる悪影響**
>
> ● 台湾での肺結核患者548人の後向きコホート研究では，直近のキノロン系抗菌薬投与歴のあるグループ（14.4%）では，キノロン系抗菌薬投与後に症状の改善が65.8%にみられ，投与歴のないグループと比べると初診から肺結核治療開始が遅れて，予後不良の傾向であったという[8]。
> ● 肺結核の診断遅延とキノロン系抗菌薬投与歴に関するシステマティックレビュー&メタアナリシスでは，肺結核の診断前にキノロン系抗菌薬が投与されている場合はそうでないものと比較して，初診から肺結核の診断・治療開始まで平均で19日の遅れがあったとされている。同じ報告では，直前にキノロン投与歴のある肺結核患者でキノロン耐性の結核菌が同定されるオッズ比は2.7倍であった[9]。

6 結核疑いの肺炎にキノロン系抗菌薬は避けるべき？使用するのはどんなとき？

- 細菌性肺炎と診断しているが，肺結核の疑いも考慮する場合は，肺結核診断遅延の弊害を避けるために，キノロン系抗菌薬の投与を極力避けたほうがよい。
- 肺外結核が鑑別診断に挙がるケースでも，同様にキノロン系抗菌薬によるエンピリック治療は避けたほうがよい。
- 軽症市中肺炎に対して外来で十分に診療ができる場合では，そもそもキノロン系抗菌薬内服を用いなくても治療できることが大半である。市中肺炎の外来内服治療の選択肢については他項にゆずる。
- 市中肺炎でキノロン系抗菌薬を積極的に使用するべき場面は限られる。市中肺炎に対してキノロン系抗菌薬をやむをえず最初から用いる場合は，事前に肺結核の可能性の高低を評価しておく。
- 肺結核の可能性を考慮する場合，治療開始前に喀痰抗酸菌塗抹・培養と結核菌PCR検査を提出しておく。もちろんその場合は，空気感染予防策も同時に行う。
- たとえば，以下に示したような条件などがあれば，キノロン系抗菌薬を最初から用いるかもしれない。

> - 入院適応の重症度であるが，諸事情で入院ができない場合の外来内服治療
> - 起因菌の候補に緑膿菌が挙がる場合の外来内服治療
> - 重症度が高く，レジオネラ肺炎も考慮して初期治療をすべきケース

- これらのケースでは，病歴（経過）や症状・所見から肺結核の可能性がありそうかそうでないかを，キノロン系抗菌薬を投与する前に検討し，肺結核の可能性を考慮する場合はそれに配慮した微生物検査や感染対策を同時に行っておきたい。

文 献

1) 小橋吉博, 他:日老医誌. 2001;38(3):312-6.
2) Feng JY, et al:PLoS One. 2012;7(5):e36832.
3) Naderi H, et al:Electron Physician. 2017;9(3):3943-9.
4) Miller LG, et al:Clin Infect Dis. 2000;30(2):293-9.
5) Mazurek GH, et al:MMWR Recomm Rep. 2010;59(RR-5):1-25.
6) Cho OH, et al:J Infect. 2011;63(5):362-9.
7) Metcalfe JZ, et al:J Infect Dis. 2011;204 Suppl 4:S1120-9.
8) Wang JY, et al:Thorax. 2006;61(10):903-8.
9) Chen TC, et al:Int J Infect Dis. 2011;15(3):e211-6.

(大場雄一郎)

1章 市中肺炎の診断はどうする？

9 重症度分類の使い方とその限界を知っておこう！──A-DROP, CURB-65, CRB-65, PSI

400字で言い切ると…

PSI, CURB-65, A-DROPのどれを使ってもよいが、完全無欠な重症度分類は存在しない

▶ 悪化のリスクが高い患者を見わけるため、客観的なデータに基づいた肺炎の予後予測スコアが考案されてきた。

➡ 1 p.63

▶ パーフェクトな重症度分類は存在しない。ある程度の誤差を許容しつつ、患者の基礎疾患や社会的背景をふまえて判断する。

➡ 2 p.63

▶ 限界があることを認識した上で使えば、予測スコアは経験が浅い医師にとって、どういったパラメーターが患者の予後と相関するのかを知ることができる。
▶ 経験豊富な医師にとっても自らの経験を客観視するために参考になる。

➡ 3 p.65

▶ PSI, CURB-65, A-DROPのどれを使ってもよい。CRB-65は他の予測指標と比べると精度は若干落ちるが採血が不要。
▶ 自分の診療の場に応じて使いやすい重症度分類を用いる。

➡ 4 p.67

1 何のために重症度を評価するのか？

- 肺炎は外来でも比較的遭遇する頻度が高いが，すべての肺炎患者を入院治療するのは現実的ではない。悪化のリスクが高い患者がわかれば医療リソースを有効に使うことができる。しかし残念ながら，医師の臨床判断による重症度評価はあまり正確ではない[1]。このため客観的なデータに基づいた肺炎の予後予測スコアが考案されてきた。
- 『成人肺炎診療ガイドライン2017』[2]では，A-DROPによる重症度評価を行うことを強く推奨している。

2 種々の市中肺炎重症度評価スコア

- 最も有名な市中肺炎重症度評価スコアはFineら[1]によるpneumonia severity index（以下，PSI）である。患者の背景因子と診察所見，検査所見でリスクをクラスIからVの5段階にわけ，30日間の死亡率を予測する（図1，表1，2[3〜5]）。このPSIを皮切りに種々の予後予測スコアが提唱されてきた。CURB-65，CRB-65[6]，A-DROP[7]など，他にも紹介しきれないほどたくさんある。

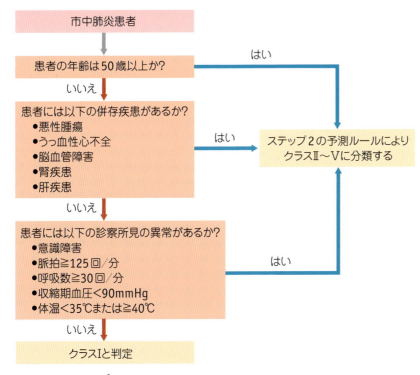

図1　PSIステップ1

表1 PSIステップ2：合計点数を計算

	因子	点数
背景	年齢：男性（50歳以上）	年齢
	年齢：女性（50歳以上）	年齢－10
	老人保健施設入所	＋10
合併症	悪性腫瘍	＋30
	肝疾患	＋20
	うっ血性心不全	＋10
	脳血管障害	＋10
	腎疾患	＋10
診察所見	意識障害	＋20
	呼吸数30回／分以上	＋20
	収縮期血圧90mmHg未満	＋20
	体温35℃未満または40℃以上	＋15
	脈拍数125回／分以上	＋10
検査値	動脈血pH 7.35未満	＋30
	BUN 30mg／dL以上	＋20
	Na 130mEq／L未満	＋20
	血糖250mg／dL以上	＋10
	ヘマトクリット30％未満	＋10
	PaO_2 60mmHg未満（SpO_2 90％未満）	＋10
	胸水あり	＋10

表2 日本の研究によるPSIクラスごとの28日間または30日間死亡割合

クラス	点数	推奨治療場所	Usui 2009[3]	Kohno 2011[4]	Kohno 2013[5]
Ⅰ		外来	0％（0／43）		0％（0／4）
Ⅱ	70点以下	外来	0％（0／93）	0.4％	0％（0／18）
Ⅲ	71〜90	短期入院	0.8％（1／124）		6.9％（5／72）
Ⅳ	91〜130	入院	3.8％（7／182）	5.9％	13.6％（25／184）
Ⅴ	131以上	入院	28.4％（23／81）	18.0％	22.4％（15／67）

- それぞれ作成された背景に微妙な違いがあるが，市中肺炎の予測スコアがこれほどたくさんあるのは，裏を返せば，ずば抜けて優れたものが存在しないという証左である．
- たくさんの予測スコアを目の当たりにすると「どれが1番いいのか？」が気になってしまうかもしれない．市中肺炎のいろいろな予後指標の予測については，PSIが他の予測スコアと比して若干精度が良いようだが，PSIもパーフェクトではない[8]．
- たとえば，PSIでクラスⅠと判定された場合，30日間死亡率は0.1％なので外来治療が推奨されている．しかし，この研究の検証のためのコホートでは，クラスⅠに分類された患者

772人中185人（約24%）は最初に入院治療され，さらに4.3%はICUに入院していた[9]。
- PSIを提唱した研究者らも，経口摂取が困難な患者や認知機能に問題のある患者といった，一般論として外来治療が困難な患者については，PSIとは別に入院適応を判断する必要があると述べている。また，神経筋疾患のある患者や免疫抑制状態にある患者は予後予測因子としてモデルには含まれていなかったことにも留意すべきである。

3 予測スコアの精度

- A-DROP, PSI, CURB-65, CRB-65の予測精度の検証研究が国内でも行われており，主な研究について表2～6[3～6, 10～13]にまとめた。識別能（AUROC：アウトカムのあり，なしをどれだけよく区別できるかの指標で0.5～1までの値をとり，1に近づけば近づくほどよい）を見ると，どの指標も大差はなく，PSIが若干良さそうだがA-DROPも遜色ない。

表3 日本の研究によるCURB-65スコアごとの30日間死亡割合

CURB-65スコア	Shindo 2008[10]	Usui 2009[3]	Yamamoto 2018[11]
0	0%（0/35）	0%（0/119）	0%（0/28）
1	1.5%（1/68）	2.2%（4/178）	4.9%（5/102）
2	3.9%（4/102）	6.0%（9/149）	8.6%（12/140）
3	9.8%（8/82）	28.1%（16/57）	41.7%（15/36）
4～5	42.9%（18/42）	20.0%（2/10）	66.7%（4/6）

表4 CRB-65スコアごとの30日間死亡割合

CRB-65スコア	Lim 2003[6]	Yamamoto 2018[11]
0	0%	2.9%（1/34）
1	5.1%	5.6%（10/180）
2	11.3%	18.0%（24/133）
3～4	31.0%	38.5%（20/52）

表5 日本の研究によるA-DROPスコアごとの28日間または30日間死亡割合

A-DROPスコア	Shindo 2008[10]	Usui 2009[3]	Kohno 2011[4]	Kohno 2013[5]	Yamamoto 2018[11]
0	0%（0/50）	0%（0/119）	0%	該当患者なし	2.0%（1/49）
1	0%（0/74）	0.7%（1/149）	3.1%	5.6%（13/234）	5.4%（12/224）
2	4.5%（4/89）	4.6%（6/131）			
3	15.9%（11/69）	14.4%（13/90）	9.9%	16.1%（28/174）	23.5%（19/81）
4～5	34.0%（16/47）	32.4%（11/34）	19.6%	27.1%（16/59）	51.1%（23/45）

表6 国内のA-DROP，PSI，CURB-65，CRB-65の予測精度の検証研究

研究	研究デザイン	研究目的	予測スコア	対象者	アウトカム	AUROC（95%信頼区間）
Shindo 2008[10]	後向きコホート	検証/予後	A-DROP	市中肺炎入院患者329人，愛知県の500床の市中病院，2005年11月〜2007年1月	30日間入院死亡	0.85（0.79〜0.90）
			CURB-65			0.84（0.76〜0.91）
Usui 2009[3]	後向きコホート	検証/予後	PSI	市中肺炎入院患者523人，東京都の市中病院，2002年4月〜2006年3月	30日間死亡	0.87（0.82〜0.92）
			CURB-65			0.83（0.76〜0.89）
			A-DROP			0.85（0.80〜0.91）
Kohno 2011[4]	前向きコホート	検証/予後	A-DROP	市中肺炎入院患者（17歳以上）1,875人，国内200施設，2006年7月〜2007年3月	30日間死亡	0.82（0.82〜0.83）
			PSI			0.81（0.81〜0.81）
Kasamatsu 2012[12]	前向きコホート	検証/予後	A-DROP	成人市中肺炎患者226人，大阪市2病院，2008年10月〜2010年10月	30日間死亡	0.88（0.82〜0.94）
			CURB-65			0.88（0.82〜0.94）
			PSI			0.89（0.85〜0.94）
Kohno 2013[5]	前向きコホート	検証/予後	A-DROP	市中肺炎で急性呼吸不全（$PaO_2 \leq 60mmHg$または$SpO_2 \leq 90\%$）になった20歳以上482人，全国135病院，2008年9月〜2009年12月	28日間死亡	0.67（0.60〜0.75）
			PSI			0.63（0.56〜0.71）
Ugajin 2014[13]	後向きコホート	検証/予後	PSI	市中肺炎入院患者（18歳以上）213人，名古屋市1病院，2010年8月〜2012年10月	28日間死亡	0.86（0.78〜0.94）
			A-DROP			0.81（0.74〜0.89）
			CURB-65			0.80（0.73〜0.88）
Yamamoto 2018[11]	後向きコホート	検証/予後	A-DROP	成人市中肺炎入院患者399人，京都市1病院，2010〜2012年	30日間入院死亡	0.80（0.74〜0.85）
			CURB-65			0.76（0.70〜0.82）
			CRB-65			0.74（0.67〜0.80）

AUROC：area under the ROC curve

- ただし，これらの予測スコアを実際に使ってみてよいことがあるかどうかを検証するようなインパクトスタディは筆者の知る限り国内ではまだない。インパクトスタディとはたとえば，「実際に医師に使われるかどうか？」「治療の意志決定を変えるかどうか？」「臨床的に重要な患者アウトカムを改善するかどうか？」「コストを減らすかどうか？」などを検証するものである。海外の前後比較研究では，CURB-65に基づいて市中肺炎を治療すると，死亡など有害なアウトカムを増やさず広域抗菌薬を減らすことができたというものがある[14]。国内の使用にあたっては，インパクトまでは検証されていないことに留意する必要がある。

- こうした限界があることを認識した上で使えば，予測スコアは経験が浅い医師にとって，どういったパラメーターが患者の予後と相関するのかを知ることができる。また，経験豊富な医師にとっても自らの経験を客観視するための参考になるだろう。ただし，経験のある医師が感じ取る，スコアに反映されない重症感を否定するものではない。

4 各スコアの特徴と使いわけ

- PSIは調べる項目が多く，率直に言って煩雑である．動脈血pHという項目もあり，見るからに軽症な患者に対してスコアをつけるために動脈血採血を施行するというのも本末転倒に思える．総合病院でいろいろな検査ができる環境での利用に向いている．診療所や一般外来ではCURB-65やA-DROPのほうが使いやすい．
- CURB-65は英国胸部学会によるもので，PSIほど複雑ではなく外来で用いやすい（**表7**）[6, 15]．さらに採血をしなくても利用できるようにCRB-65も考案されている（**表8**）[6, 15]．CRB-65は国内における検証は少ないが，筆者の研究では，他の予測スコアより識別能は若干劣るものの，血液検査ができない環境では目安になるだろう（ちなみにCRBの項目は，カットオフ値は異なるものの，新しい敗血症定義における簡便な指標のqSOFAと同じである[16]）．

表7 英国胸部学会によるCURB-65

Confusion：意識障害 Uremia：BUN＞20mg/dL Respiratory rate：呼吸≧30回/分 Blood pressure：収縮期血圧＜90mmHg，または拡張期血圧≦60mmHg 65：年齢≧65歳
各項目を1点とする：0〜1点→外来治療の候補，2点→入院治療を考慮，3点以上→入院治療，4点以上ではICU入室を考慮

表8 CRB-65（主に診療所で用いる）

Confusion：意識障害 Respiratory rate：呼吸≧30回/分 Blood pressure：収縮期血圧＜90mmHg，または拡張期血圧≦60mmHg 65：年齢≧65歳
各項目を1点とする：0点→外来治療の候補，1〜2点→入院を考慮し病院へ紹介，3点以上→すぐに病院へ搬送

- CURB-65やCRB-65は，PSIと異なり基礎疾患による重みづけがないため，慢性心不全や慢性腎不全の患者でもスコア上は軽症に分類されかねないことに注意を要する．
- A-DROPは日本呼吸器学会によるもので，CURB-65の変法である（**表9**）[7]．日本人の平均寿命が長いことから年齢のカットオフ値が引き上げられている．また，日本の医療現場では呼吸数が測定される機会は少なく，パルスオキシメーターが普及していることから，呼吸数の代わりにSpO_2が用いられている[7]（呼吸数は時計があれば数えることができ，パルスオキシメーターよりも時計のほうが日本全国に普及しているであろうことを考えると，呼吸数を数えるように推奨してもよかったのではないかと個人的には思う）．

表9　日本呼吸器学会によるA-DROP

Age：男性70歳以上，女性75歳以上
Dehydration：BUN 21mg/dL以上または脱水あり
Respiratory failure：SpO_2 90％以下（PaO_2 60Torr以下）
Orientation：意識障害
Pressure：血圧（収縮期）90mmHg以下

各項目を1ポイントとする
軽症：0ポイント→外来治療，中等症：1～2ポイント→外来または入院
重症：3ポイント→入院治療，超重症：4～5ポイント→ICU入院
※ただし，ショックがあれば1項目のみでも超重症とする

（文献7をもとに作成）

- 予測精度の違いを意識しつつ，自らの診療場面に応じて使いやすいものを1つの物差しとして使うのがよいだろう。

5　市中肺炎の診療にCRPは使えるか？

- 2017年のガイドラインでは，市中肺炎の診療において，「肺炎診断が未確定な軽症下気道感染症患者には，CRP測定結果を基準にした抗菌薬投与（もしくは，治療）を行うこと」が弱く推奨されている[2]。これは，**表10**[17, 18]のようなCRPの結果解釈のガイドを使うことにより，下気道感染症疑いの患者において，悪いアウトカムを増やすことなく抗菌薬使用を削減することができたという研究に基づく[17～20]。国内には血算とCRPのみ迅速に測定できる診療所も存在し，そのような限定的な状況では1つの指標になりうるかもしれない。ただし，これらの一次研究におけるCRP使用群の抗菌薬使用は30～40％で，対照群（CRP非使用群）は約50％であった。もともと抗菌薬を処方する割合が少ない（30％）集団を対象にした研究ではCRPを使ってもそれ以上抗菌薬処方は減りにくいようである[21]。

表10　肺炎除外の補助診断（臨床所見と組み合わせる）としてのCRPの結果解釈

CRP＜2mg/dL	肺炎の可能性はきわめて低い
CRP 2～5mg/dL	肺炎の可能性はとても低い
CRP 5～10mg/dL	ほとんどが急性気管支炎だが，肺炎の可能性あり。臨床所見とCRPの値で判断
CRP＞10mg/dL	重症感染症，肺炎の可能性が高い

（文献17，18をもとに作成）

- CRPと予後との関連については，入院時のCRPが10mg/dL未満であれば30日間死亡率は低いという報告はあるが，PSIやCURB-65と比べて予測精度はやや劣る[22]。予測スコアを使用する限りは，CRP単独での市中肺炎予後予測因子としての役割は低い。
- 肺炎球菌やレジオネラによる肺炎では他の病原体に比べてCRPは高値に出るという報

告がある（それぞれ中央値で16.6mg/dLと17.8mg/dL）[23]。CRPの"C"は肺炎球菌のC多糖体と沈降反応をする蛋白質であることを考えると、肺炎球菌性肺炎でCRPが上がりやすいのは想像に難くない[24]。

- 「CRPが高いから不安」という漠然とした不安感を対処しやすい形にするためには「どの病原体が原因になっているか？」を詰めることだと考える。市中肺炎であれば肺炎球菌やレジオネラの可能性を考えて喀痰のグラム染色や尿中抗原を用いて詰めることができる。そうして敵の姿が明らかになれば、それらに対する最適な治療は確立しており、対処が可能になる（☞ **4章16、電子版e-1：3**）。
- ここまでの記述をふまえて、最後に症例を示そう。

症例1　脂質異常症で近医通院中の76歳、男性

- 3日前からの発熱、咳、痰で診療所の外来を受診した。内服薬はプラバスタチンのみで他に既往歴はない。アレルギー歴もなし。喫煙は1日30本を55年間、飲酒は機会飲酒である。
- 来院時のバイタルサインは血圧134/68mmHg、脈拍108回/分、呼吸数22回/分、体温38.5℃、SpO_2 92％（室内気）で意識は清明だった。診察では左背側の肺底部でpan-inspiratory cracklesを聴取する。全身の診察で他に異常はない。
- 胸部X線で右下肺野に浸潤影がみられ、肺炎と診断した。

悩みどころ
- 緊急採血のできない診療所での対応方法は？

- 採血ができない状況での肺炎重症度判定には、CRB-65（**表8**）を用いることができる。本例では、以下のようになる。

> Confusion：意識障害 ➡ なし
> Respiratory rate：呼吸数≧30回/分 ➡ なし
> Blood pressure：収縮期血圧＜90mmHg、または拡張期血圧≦60mmHg ➡ なし
> Age：年齢≧65歳 ➡ 76歳 ➡ 1点

- すなわち、CRB-65では1点になり、30日間以内の死亡予測確率は約5％である[6, 11]。
- 入院を考慮し、基幹病院への紹介が望ましいと判断できる。

文 献

1) Fine MJ, et al：Arch Intern Med. 1997；157(1)：36-44.
2) 日本呼吸器学会成人肺炎診療ガイドライン2017作成委員会：成人肺炎診療ガイドライン2017. 日本呼吸器学会, 2017.
3) 臼井一裕, 他：日呼吸会誌. 2009；47(9)：781-5.
4) Kohno S, et al：Intern Med. 2011；50(11)：1183-91.
5) Kohno S, et al：Respiration. 2013；85(1)：27-35.
6) Lim WS, et al：Thorax. 2003；58(5)：377-82.
7) 日本呼吸器学会市中肺炎診療ガイドライン作成委員会：成人市中肺炎診療ガイドライン. 日本呼吸器学会, 2007.
8) Wiemken T, et al：Infect Dis Clin North Am. 2013；27(1)：33-48.
9) Fine MJ, et al：N Engl J Med. 1997；336(4)：243-50.
10) Shindo Y, et al：Respirology. 2008；13(5)：731-5.
11) 山本舜悟：Decision Curve Analysisを用いた市中肺炎の死亡予測スコアの臨床的有用性の検証. 第2回日本臨床疫学会, 2018.
12) Kasamatsu Y, et al：Respirology. 2012；17(2)：330-6.
13) Ugajin M, et al：Respir Care. 2014；59(4)：564-73.
14) Chalmers JD, et al：J Antimicrob Chemother. 2011；66(2)：416-23.
15) Lim WS, et al：Thorax. 2009；64 Suppl 3：iii1-55.
16) Singer M, et al：JAMA. 2016；315(8)：801-10.
17) Cals JWL, et al：BMC Fam Pract. 2007；8：15.
18) Cals JWL, et al：BMJ. 2009；338：b1374.
19) Aabenhus R, et al：Cochrane Database Syst Rev. 2014；(11)：CD010130.
20) Little P, et al：Lancet. 2013；382(9899)：1175-82.
21) Minnaard MC, et al：Fam Pract. 2016；33(4)：408-13.
22) Chalmers JD, et al：Am J Med. 2008；121(3)：219-25.
23) Almirall J, et al：Chest. 2004；125(4)：1335-42.
24) Abernethy TJ, et al：J Exp Med. 1941；73(2)：173-82.

（山本舜悟）

2章　病院での市中肺炎の治療──症例に応じたベストチョイスを！

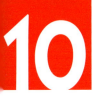

重症度に応じた治療薬の選択方法
──非定型肺炎をいつカバーするか？

400字で言い切ると…

肺炎の治療を考える際も感染症診療の原則に沿って考える

▶ 市中肺炎の原因菌を，グラム染色で見えるか，見えないかでわけて整理する。
　　➡ 2　p.72

▶ 軽症から中等症であれば非定型肺炎をルーチンでカバーする必要は必ずしもない。
　　➡ 3　p.73

▶ 重症例では「経過をみて思わしくなければ修正」という戦略が使えないため，最初から「外さない」治療を行う必要がある。
　　➡ 5　p.76

▶ 重症例でこそ積極的に気道検体のグラム染色を行い，早期に原因菌の当たりをつけることが重要。
　　➡ 6　p.77

1 肺炎の治療の原則も感染症診療の原則と同じ

> **症例1** 生来健康な40歳，女性
> - 1週間ほど前にかぜを引き微熱があったが，いったん熱は下がっていた．3日ほど前から夜になると37.5〜38℃の熱があり外来を受診した．
> - 咳，痰が出るが，咽頭痛，鼻汁はない．階段を上る際に少し息切れを感じる．腹痛，下痢はない．食欲はないが，普段の6割ほどの食事はとれる．
>
> **身体所見**：血圧105/73mmHg，脈拍88回/分，体温37.6℃，呼吸数16回/分，SpO_2 95%（室内気），意識清明，頭頸部異常なし，聴診ではラ音ははっきりしない．
> **血液検査**：WBC 11,900/μL，BUN 15mg/dL
> **胸部X線**：左下肺野に浸潤影あり
> **喀痰グラム染色**：Geckler分類は2群で菌の推定はできず

- 肺炎の治療も感染症診療の原則に沿って整理すると考えやすい（**図1A**）．今回は「市中」の「肺炎」と決まっているので，**図1B**のようになり，あとは「どのような微生物が問題になるか？」「重症度はどうか？」に注目すればよい（重症度については**1章9**を参照）．

①どんな患者の？	➡ 年齢，性別，免疫不全，市中，院内
②どの臓器に？	➡ 臓器が決まれば感染症を起こしやすい微生物は決まっている
③どんな微生物が？	
④重症度は？	

=

①どんな患者の？	➡ 市中感染症
②どの臓器に？	➡ 肺炎
③どんな微生物が？	
④重症度は？	

図1A 感染症診療の原則　　**図1B** 市中肺炎では

2 市中肺炎の原因菌はまず6つ──グラム染色で見えるか，見えないか

- 市中肺炎の原因菌は**表1**の6つをまず覚える．この6つをさらにグラム染色で見えるものと見えないものでわけると治療を考える上で役に立つ．中でも最重要なのは肺炎球菌である．肺炎球菌性肺炎は成人の肺炎の原因菌として最も多く，重症化する際のスピードも速い．

表1 市中肺炎で頻度の高い原因菌

グラム染色で見えるもの	グラム染色で見えないもの：非定型肺炎
● 肺炎球菌 ● インフルエンザ桿菌 ● モラクセラ・カタラーリス	● 肺炎マイコプラズマ ● 肺炎クラミドフィラ ● レジオネラ

- ペニシリン系やセファロスポリン系といったβラクタム系抗菌薬は細菌の細胞壁の合成を阻害して効果を発揮する。人間には細胞壁がないため、アレルギーの副作用を除けば、他の抗菌薬と比べて安全性が高く使いやすい。βラクタム系抗菌薬が使用できるならば、基本的にこれを使用するのがよい。
- グラム染色で見える細菌はβラクタム系抗菌薬で治療でき、グラム染色で見えない細菌はβラクタム系抗菌薬以外で治療する必要がある。グラム染色で見えない細菌が起こす肺炎は「非定型肺炎」と呼ばれる。

3 非定型肺炎を起こす細菌をルーチンにカバーするべきか？

- この問題はいまだ決着がついていない。筆者は、「必ずしもルーチンでカバーする必要はない」と考えている。この論争は各国のガイドラインでも推奨が異なっている。
- 米国のガイドラインでは軽症例も含めて、非定型肺炎もカバーできるような初期治療薬を推奨している[1]。これはマクロライドやレスピラトリーキノロンを含むような初期治療レジメンのほうが含まないレジメンよりも予後が良好であったという、いくつかのレトロスペクティブな研究に拠っている[2,3]。また、米国のガイドラインでは外来治療でマクロライド系抗菌薬単剤を推奨しているが、本邦の肺炎球菌のマクロライド耐性率は8割を超えており、肺炎球菌を狙ってマクロライド系抗菌薬単剤で治療するのは危険である[4]。
- 一方、英国のガイドラインでは、外来で治療するような軽症例（CURB-65で0～1点）ではアモキシシリン単剤による治療を勧めており、全例に非定型肺炎のカバーは勧めていない。ランダム化比較試験を対象にした2005年のメタアナリシスでは、非定型肺炎をルーチンにカバーする治療は、カバーしない治療に比べて予後を改善しないとされている。意外なことに、このメタアナリシスのサブグループ解析によると、肺炎マイコプラズマ（*Mycoplasma pneumoniae*）や肺炎クラミドフィラ（*Chlamydophila pneumoniae*）については、これらに対する初期治療の有無にかかわらず、治療失敗のリスク比の有意な上昇はないとされている。唯一、レジオネラ肺炎については、初期のβラクタム系抗菌薬単剤治療は治療失敗のリスク比を有意に上昇させるという結果だった（表2）[5]。これは、マイコプラズマやクラミドフィラは治療されなくとも自然治癒する傾向があることや、初期治療で外していても後から治療を加えることにより挽回が可能なため、30日間死亡率のようなエンドポイントで評価をすると差がつかないのだろうと推測する。

表2 重症でない市中肺炎に対する非定型肺炎のカバーの有無による治療失敗の割合

	治療失敗した患者の割合		リスク比（95%CI）
	非定型肺炎に有効な抗菌薬あり	βラクタム系抗菌薬	
全患者	18.1%	18.4%	0.97（0.87～1.07）
Mycoplasma pneumoniae	7.2%	12.6%	0.60（0.31～1.17）
Chlamydophila pneumoniae	12.7%	3.8%	2.32（0.67～8.03）
Legionella pneumophila	10.5%	40.5%	0.40（0.19～0.85）

（文献5より改変）

- 2012年のコクランレビューにおいても，市中肺炎による入院患者に対する治療で，非定型肺炎に対するルーチンの治療は死亡率の低下に有意差はないと結論づけられている[6]。やはり有意差がつくのはレジオネラ肺炎のみであり，レジオネラ肺炎かどうかがカギを握る（☞電子版e-1：3）。
- 免疫正常の成人市中肺炎患者（PSIクラスVを除く）を対象に，βラクタム系抗菌薬単剤とβラクタム＋マクロライド併用療法を比較して，7日後の臨床的安定を主要評価項目にしたスイスのRCTでは，単剤治療は併用治療に非劣性を示せなかったが，PSIのクラスIからIIIでは臨床的安定化までの期間はほぼ差がなかった[7]。オランダで行われた別のRCTでも，ICU入室を要しない市中肺炎では，βラクタム系抗菌薬単剤治療はβラクタム＋マクロライド併用またはフルオロキノロン系抗菌薬単剤治療に対して90日間死亡をアウトカムにして非劣性だった[8]。

4　日本の現場ではどうするか？

- 日本呼吸器学会のガイドラインでは「CAPのエンピリック治療において，非定型病原体をカバーした抗菌薬の使用は推奨されるか」について，「非定型病原体をカバーする抗菌薬治療を弱く推奨する。ただし，細菌性肺炎が疑われる場合にはβラクタム系抗菌薬単独投与を考慮する」としている[9]。
- 日本呼吸器学会では，細菌性肺炎と非定型肺炎をなるべく鑑別するような努力がなされてきた（表3）[9, 10]。諸外国のガイドラインでは，これは「できない」あるいは「非常に困難」として諦めている印象を受ける。確かに，100％の精度をもって見わけられるわけではないが，典型例を見わけるのがそれほど困難とも思えない。特に，外来で治療可能な軽症例であれば，経過が思わしくなければ後から修正をかけても十分間に合うだろう。こういうときこそ日本の医療アクセスの良好さの威力が発揮される。最初から100％を狙いにいかなくてもよいのではないかと筆者は考えている。

表3　日本呼吸器学会による細菌性肺炎と非定型肺炎の鑑別法

1. 年齢60歳未満
2. 基礎疾患がない，あるいは軽微
3. 頑固な咳がある
4. 胸部聴診上所見が乏しい
5. 痰がない，あるいは迅速診断法で原因菌が証明されない
6. 末梢血白血球数が10,000/μL未満である

【6項目すべてを使用した場合】
6項目中4項目以上合致→非定型肺炎疑い（6項目中3項目以下合致→細菌性肺炎疑い）
4項目以上満たす場合，非定型肺炎である感度は77.0％，特異度は93.0％（陽性尤度比11，陰性尤度比0.25）

【1から5までの5項目を使用した場合】
5項目中3項目以上合致→非定型肺炎疑い（5項目中2項目以下合致→細菌性肺炎疑い）
3項目以上満たす場合，非定型肺炎である感度は83.9％，特異度は87.0％（陽性尤度比6.45，陰性尤度比0.19）

※この鑑別法では，レジオネラ肺炎が非定型肺炎に含まれていないことに注意！

(文献9，10をもとに作成)

- 日本呼吸器学会の鑑別法の注意点は，若年者の肺炎の鑑別には有用であるが，60歳以上では6項目中4項目以上を非定型肺炎疑いと判定した場合，感度が39％，特異度88％で鑑別が困難ということである（60歳未満では感度86％，特異度88％）。また，この鑑別法にはレジオネラ肺炎が非定型肺炎に含まれていないことにも注意する必要がある[11]。
- **表4**に筆者の市中肺炎初期治療例を示す。軽症例では十分な経過観察ができるという前提で，あえて狭域のレジメンを示している。十分な経過観察ができない状況ではもう少し広めにカバーしておいたほうがよい。

表4 市中肺炎初期治療例

重症度に応じた初期治療例	治療場所	治療例	代替薬，その他のオプション
軽症	外来	細菌性肺炎疑い ●アモキシシリン1回500mg　1日3回内服（初回のみセフトリアキソン1gを点滴投与しておいてもよい）	非定型肺炎との鑑別が困難であれば，結核の可能性に注意して ●レボフロキサシン500mg/日内服
軽症	外来	非定型肺炎疑い ●ドキシサイクリン1回200mg，以後100mgを1日2回内服	●アジスロマイシン1回500mg　1日1回内服
軽症だが，基礎疾患や社会的要因で入院が必要	入院	細菌性肺炎疑い ●セフトリアキソン1g　1日1回点滴	非定型肺炎との鑑別が困難であれば，ミノサイクリンまたはアジスロマイシンを加えてもよい
軽症だが，基礎疾患や社会的要因で入院が必要	入院	非定型肺炎疑い ●ミノサイクリン1回100mg　1日2回点滴	●アジスロマイシン1回500mg　1日1回点滴
中等症	入院	①+②の併用 ①セフトリアキソン1g　1日1回点滴 ②ミノサイクリン1回100mg　1日2回点滴 または アジスロマイシン1回500mg　1日1回点滴	結核の可能性に注意して ●レボフロキサシン500mg/日内服または点滴
重症	入院（ICUも考慮）	①+②の併用 ①セフトリアキソン1g　1日1回点滴 ②アジスロマイシン1回500mg　1日1回点滴 または レボフロキサシン500mg/日点滴	インフルエンザ罹患後ならMRSAの関与を考慮してバンコマイシンまたはリネゾリドを考慮（喀痰グラム染色を利用）

軽症：A-DROP, CURB-65で0～1点，CRB-65で0点
中等症：A-DROP, CURB-65で2点，CRB-65で1～2点
重症：A-DROP, CURB-65, CRB-65で3点以上
グラム染色や尿中抗原などの迅速検査で原因菌の推定ができればそれに従う

5　重症例での抗菌薬の選び方

- 前項までは主に軽症から中等症での抗菌薬選択について述べたが，重症例では少し異なった考え方が必要になる。すなわち，重症例では「経過をみて思わしくなければ修正」という戦略が使えないため，最初から「外さない」治療を行う必要がある。このため，非定型肺炎もルーチンにカバーしなければならない。
- 特に重症肺炎の原因になりやすいのが肺炎球菌性肺炎とレジオネラ肺炎である。レジオネラ肺炎とわかればそれに応じた治療をすればよいが，重症肺炎で肺炎球菌性肺炎とわかった場合にβラクタム系抗菌薬単剤にしてしまってよいだろうか？
- ショックや重症例の菌血症を伴う肺炎球菌性肺炎では，βラクタム系抗菌薬に他剤を併用したほうが予後が良いとする報告がある（別の前向き研究の二次解析なのでエビデンスの質は高くない）[12, 13]。現状では，重症例では併用したほうがよいだろうと考える

（ただし，菌血症を伴う肺炎球菌性肺炎でも，重症でなければ筆者はペニシリン単剤で治療する）。

6 重症例でMRSAはカバーするべきか？

- 黄色ブドウ球菌は，通常は肺炎を起こしにくい細菌である。黄色ブドウ球菌が肺炎を起こすには何らかのお膳立てが必要になる。そのお膳立てのひとつが気管挿管された状態であり，この場合は黄色ブドウ球菌が人工呼吸器関連肺炎の原因になりうる。もう1つがインフルエンザなどウイルス罹患後の状態であり，市中肺炎の診療で落とし穴になりうる[14]。
- 種々のガイドラインのエンピリック治療ではMRSAはカバーされない。このような場合にグラム染色が威力を発揮する。インフルエンザ罹患後の肺炎にMRSAを原因菌として想起するとともに，重症例でこそ積極的に気道検体のグラム染色を行い，早期に原因菌の当たりをつけることが重要である（☞電子版e-1：4）。

■症例1　つづき
ステップ1：原因菌の推定
- 日本呼吸器学会の細菌性肺炎，非定型肺炎の鑑別法に照らし合わせると，
  ① 年齢60歳未満：40歳→0点
  ② 基礎疾患がない，あるいは軽微：なし→0点
  ③ 頑固な咳がある：咳はあるが軽度→0点
  ④ 胸部聴診上所見が乏しい：乏しい→1点
  ⑤ 痰がない，あるいは迅速診断法で原因菌が証明されない：痰はあるが迅速診断法で原因菌は証明できていない→1点
  ⑥ 末梢血白血球数が10,000/μL未満である：11,900/μL→0点
  ➡ 合計2点で細菌性肺炎の可能性が高い。

ステップ2：重症度の評価
- 次に重症度の評価を行う。A-DROP，CURB-65ともに0点で入院の必要性は低い。患者本人も入院の希望はなく，悪化した際はすぐに来院できるというため外来治療を行うことにした。

ステップ3：初期治療
- 軽症の細菌性肺炎疑いであり，アモキシシリン500mg 1日3回内服で治療を開始した。3日後に再診予約をとりつつ，それまでに悪化するようであれば，予約を待たずに受診するよう指示した。

ステップ4：フォローアップ
- 3日後の再診時：前回受診後から発熱はなかった。咳嗽時や吸気時に左側胸部の痛みはあるが，咳や痰は減少。労作時の呼吸困難も改善してきており，食欲も出てくるようになった。

- 痰培養は正常細菌叢のみだったが，改善傾向と考え，合計7日間アモキシシリンを投与して治療を終了した。

文献

1) Mandell LA, et al：Clin Infect Dis. 2007；44 Suppl 2：S27-72.
2) Houck PM, et al：Chest. 2001；119(5)：1420-6.
3) Gleason PP, et al：Arch Intern Med. 1999；159(21)：2562-72.
4) JANIS（厚生労働省院内感染対策サーベイランス事業）：公開情報 2016年1月～12月年報（全集計対象医療機関）院内感染対策サーベイランス 検査部門.（2018年11月閲覧）
   https://janis.mhlw.go.jp/report/open_report/2016/3/1/ken_Open_Report_201600.pdf
5) Mills GD, et al：BMJ. 2005；330(7489)：456.
6) Eliakim-Raz N, et al：Cochrane Database Syst Rev. 2012；(9)：CD004418.
7) Garin N, et al：JAMA Intern Med. 2014；174(12)：1894-901.
8) Postma DF, et al：N Engl J Med. 2015；372(14)：1312-23.
9) 日本呼吸器学会成人肺炎診療ガイドライン2017作成委員会：成人肺炎診療ガイドライン2017．日本呼吸器学会，2017．
10) Ishida T, et al：Respirology. 2007；12(1)：104-10.
11) Miyashita N, et al：Respirology. 2012；17(7)：1073-9.
12) Rodríguez A, et al：Crit Care Med. 2007；35(6)：1493-8.
13) Baddour LM, et al：Am J Respir Crit Care Med. 2004；170(4)：440-4.
14) Chertow DS, et al：JAMA. 2013；309(3)：275-82.

（山本舜悟）

2章　病院での市中肺炎の治療──症例に応じたベストチョイスを！

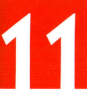

経過観察の仕方と治療期間の決定
──内服薬への変更のタイミングとフォローアップ

400字で言い切ると…

バイタルサインを使って正しく治療反応を評価せよ

▶ 肺炎の治療反応はバイタルサインの改善で評価するのがよい。胸部X線やCRPの変化で肺炎の経過を判断すると，評価を誤ることがある。

→ 1 p.80

▶ 肺炎の治療で，血圧，脈拍，呼吸数，体温，酸素飽和度が改善していたら，静注から内服に変更してすぐに退院させてかまわない。

→ 2 p.81

▶ 市中肺炎の治療期間は一般的には最短5日でよい。ただしケースバイケースで治療期間を延長してもよい。

→ 4 p.82

▶ 肺炎治療後のフォローに胸部X線は基本的に必要ない。ただし，肺炎の陰影に肺癌が隠れていることがあるので，中高年，男性，喫煙者といった肺癌リスクのある患者では胸部X線をフォローしたほうがよい。

→ 6 p.84

1 肺炎の治療反応はいつ，どのパラメーターで判断するか？

症例1　高血圧で内服治療，それ以外特記すべき既往のない83歳，男性

- 3日前からの湿性咳嗽と前日からの38℃台の発熱を主訴に来院した。
- 来院時のバイタルサインは，意識清明，血圧123/78mmHg，脈拍92回/分・整，呼吸数24回/分，体温38.4℃，SpO₂ 95%（室内気）であった。検査では白血球15,000/μL，CRP 15.3mg/dL，胸部X線にて右下葉に大葉性の肺炎がみられ，良質な喀痰のグラム染色でグラム陽性双球菌がみられたため，ペニシリンG点滴にて治療を開始した。
- 治療開始2日後，血圧120/82mmHg，脈拍78回/分，呼吸数20回/分，SpO₂ 96%（室内気），体温37.5℃とバイタルサインは改善傾向であったが，CRPは14.9mg/dLと変化なく，胸部X線ではわずかに浸潤影が広がっていた。

- まず，感染症の治療においては「治療効果は臓器特異的なパラメーターで判定する」のが大原則である。体温，白血球，CRPといったどんな感染症（あるいは非感染症）でも変化するようなパラメーターよりも，たとえば尿路感染であれば尿中の白血球や細菌，心内膜炎であれば血液培養の陰性化といった臓器特異的なパラメーターで治療効果を判定する。臓器特異的なパラメーターで判断しないと，実はもともとの疾患はよくなっていて，他の疾患を発症していても，「もともとの疾患がよくならない」と間違った判断をしてしまうことになる。
- 肺炎の臓器特異的なパラメーターは，咳・喀痰といった症状，呼吸数，酸素飽和度，喀痰グラム染色の所見，胸部X線などが挙げられるが，この中でも咳・喀痰などの症状と胸部X線は改善が遅いことがあるので，治療効果の判定に用いる際には注意が必要である。
- 2,287人の市中肺炎患者を前向きに調べた観察研究では，治療30日後でも，咳は48.9%，喀痰は38.1%，呼吸困難感は32.4%の患者で続いていた[1]。呼吸器症状の改善があればよいが，ないからといって肺炎が改善していないとはいえない。
- 胸部X線の改善も時間がかかることが多い。胸部X線で陰影が完全に消失したのは，治療後2週間で51%，4週間で64%，6週間で73%との報告もあり[2]，陰影の改善には時間がかかることがわかる。そればかりかX線の陰影は，入院後に増悪することさえある。また高齢者の肺炎や肺炎球菌，レジオネラによる肺炎では特に陰影の改善が遅いといわれている[3]。胸部X線の判断において，改善があれば指標にはなるが，改善がないからといって，肺炎が改善していないとはいえない点に注意が必要である。
- CRPは遅れて反応することが多い。またどんな感染症でも，あるいは感染症以外でも上昇するので，*Clostridium difficile*腸炎，偽痛風といったほかの疾患を合併していても判別ができず，治療効果の判定に用いると効果判定を見誤ることがある。
- IDSA（米国感染症学会）/ATS（米国胸部学会）やBTS（英国胸部学会）のガイドラインでは，肺炎の治療効果は，血圧，脈拍，呼吸数，体温，酸素飽和度といったバイタルサイ

ンで判断することを勧めている[3, 4]。多くは2～3日で改善するので，その時点で改善がなければ治療失敗がないか検討したほうがよい。ただし，適切な治療を行っていても，肺炎球菌，レジオネラが起因菌のときは治療反応が遅いこともあり，またCOPD，アルコール依存，糖尿病，慢性腎不全，心不全，HIV，悪性腫瘍，脳血管障害などの患者側の基礎疾患によっても治療反応が遅いことがある。なので，2～3日後に改善がなくても，明らかな治療失敗の要因がなければそのままの治療を継続して観察することもある。

- 良質な喀痰が採取できるようであれば，喀痰のグラム染色でフォローするのもよい方法である。治療に効果があれば，起因菌と思われる細菌が数時間単位で消失していくのを観察することができる。

■ **症例1　つづき**
- X線，CRPに改善はみられなかったが，バイタルサインは改善傾向にあった。また，喀痰のグラム染色でグラム陽性双球菌が減少していたので，治療は奏効していると考え，そのままペニシリンで治療継続した。
- 治療開始3日目にはCRPも低下し，X線も徐々に陰影が消失していった。

2 抗菌薬の内服に変更するタイミングは？

- 治療に良好に反応し，臨床的に安定している条件（**表1**）[4]を満たすようであれば，内服に変更してよい。場合によっては反応に乏しいこともあるので，**表1**の条件すべてを満たす必要はないが，満たさない項目が多いほど死亡率は高いといわれている。**表1**の条件を1つ満たさずに退院すると，再入院率は11.9％だったが，2つ以上満たさずに退院すると30.8％であったとの報告[5]もあり，可能なら満たさない条件が1つ以下になるまで治療してから，内服に変更し退院させることが望ましい。

表1　臨床的安定の条件

● 体温≦37.8℃
● 脈拍≦100回/分
● 呼吸数≦24回/分
● 収縮期血圧≧90mmHg
● SpO_2≧90％，もしくは動脈血酸素濃度≧60mmHg（室内気）
● 経口内服が可能*
● 意識障害がない*

*これらは治療効果判定には関係ないが，経口内服に変更して退院するためには重要である

（文献4より改変）

- 内服に変更した後，しばらく入院で経過観察する必要はない．入院を継続することによるメリットは少ないといわれており[4]，経口抗菌薬に変更したら，当日あるいは翌日には退院させてもよい．

3 静注から経口に変えるときはどの抗菌薬にしたらよいか？

- 静注から経口抗菌薬に変更する際は，一般的には同じクラス（たとえば，アンピシリンやペニシリンであればアモキシシリン，アンピシリン・スルバクタムであればアモキシシリン・クラブラン酸）の経口抗菌薬にすればよい．内服にするからといって，フルオロキノロンのようなバイオアベイラビリティのよい抗菌薬をわざわざ選ぶ必要はない[4]．ただし，ペニシリンの内服であるバイシリン®Gはバイオアベイラビリティが悪く，通常咽頭炎以外では使われないので，ペニシリンに感受性でも肺炎の治療ではバイシリン®Gは使わない．さらに，バイシリン®Gは2018年11月現在，原薬入手困難のため出荷調整となっており，リウマチ熱の発症予防以外での使用は難しい．
- 静注セファロスポリンで開始された際に，BTSのガイドラインではアモキシシリン・クラブラン酸に変更することを勧めている．これは，経口第3世代セファロスポリンはおおむね保険適用の投与量が少なく，腸管からの吸収が悪いこと，明らかに起因菌がβラクタマーゼ非産生アンピシリン耐性株インフルエンザ桿菌（β-lactamase negative ampicillin resistant *Haemophilus influenzae*；BLNAR）でなければ肺炎の起因菌に対するカバーがほぼ変わらないためと思われる．
- 培養で起因菌が特定されていれば，それに感受性のある抗菌薬にして問題ない．

■ 症例1　つづき
- 治療3日目にはバイタルサインも安定し，内服も可能であった．
- 喀痰培養からは感受性のよい肺炎球菌が培養されたため，アモキシシリン内服に変更して退院となった．

4 肺炎の最適な治療期間とは？

- 抗菌薬治療を終了するには感染症が軽快している必要がある．軽快の判断は，臨床的安定を示す表1の条件のすべてを満たすか，あるいは1つを除いて満たし，かつ48〜72時間発熱がないことである．これらを満たせば，治療を終了してよい[4]．
- 治療終了の条件を満たした軽症〜中等症の市中肺炎に関しては，最短5日間の治療期間でよい[4]．短期間の治療が推奨される根拠として，メタアナリシスにて短期間と長期間

の治療で成績に差がなかった[6]ことがいわれているが，注意すべきは，これらの報告の多くにアジスロマイシンが使われている点である。アジスロマイシンは組織中に薬剤が長期間残るので，短期間の投与で長期間の作用が期待できる薬剤である。また，日本では肺炎の主な起因菌である肺炎球菌にアジスロマイシン耐性が多い。治療反応や選択した抗菌薬によっては，治療期間を5日から少し延ばすことも選択肢であり，それは個別の症例で判断してよい。

- 臨床的に安定していれば5日間で抗菌薬を終了する介入群と，主治医の判断で治療期間を決定する対照群を比較した最近のRCTでは，介入群は対照群（抗菌薬使用の中央値は10日間）に対して，臨床的治療成功について非劣性が示された[7]。
- 初期治療に用いた抗菌薬が起因菌に無効であったり，髄膜炎や心内膜炎などの肺炎以外の合併症があったりすれば，治療期間はより長くすべきである。
- マイコプラズマ，レジオネラ，クラミドフィラのような細胞内寄生菌は治療反応が遅いことがあるので，2週間と長めに治療することもある。また，黄色ブドウ球菌やグラム陰性桿菌の肺炎でも治療反応によって14〜21日程度まで治療を延長することもある。

5 フォローアップはどのようにする？

- 外来治療の場合，48時間後の（臨床的に必要であればそれよりも早く）再診でのフォローアップが勧められている[3]。治療反応は入院患者と同様にバイタルサインの改善で評価し，この時点で治療不応であれば，原因の検索を含めて入院加療への移行を検討する。
- 入院治療の場合，退院後およそ6週後の外来フォローアップを勧めるガイドラインもあるが[3]，決まった見解はない。フォローアップの主な目的は，後述する肺癌の検索である。
- 英国のNICEガイドラインでは，患者に以下の肺炎治療の自然経過を説明することを勧めている[8]。これらの説明が，フォローアップの際に患者の病状理解の助けになると思われる。

> **肺炎治療の自然経過**
> 1週まで：発熱の改善
> 4週まで：胸痛や喀痰が大きく減少
> 6週まで：咳嗽や息切れが大きく減少
> 3カ月まで：ほとんどの症状は改善するが，倦怠感が残ることもある
> 6カ月まで：多くの場合，平時の体調へと戻る

6 肺炎の治療後に胸部X線写真はフォローしたほうがよい？

- 一般的に，肺炎の治療の経過をみるのに胸部X線は必要ない。前述したように，それによって肺炎の治療経過を判断することができないからである。ただし，治療失敗を考えるときはX線を再検する必要がある。
- 治療後にX線をフォローする意味としては，肺炎の陰影に隠れた肺癌を見落とさないためである。しかし，すべての患者にX線をフォローする必要はない。
- 3,398人の市中肺炎患者の観察研究では，90日後の肺癌発見が1.1％，1年後1.7％，5年後2.3％とそれほど多いものではなかった。すべての肺炎患者にルーチンでX線フォローすることは過剰な検査となることがわかる[9]。上述の研究で肺癌が見つかった患者は，50歳以上，喫煙者，男性で有意に多く，これらの条件があれば肺炎治療後も定期的にX線をフォローすべきである。

文献
1) Fine MJ, et al : Arch Intern Med. 1999 ; 159(9) : 970-80.
2) Mittl RL Jr, et al : Am J Respir Crit Care Med. 1994 ; 149(3 Pt 1) : 630-5.
3) Lim WS, et al : Thorax. 2009 ; 64 Suppl 3 : iii1-55.
4) Mandell LA, et al : Clin Infect Dis. 2007 ; 44 Suppl 2 : S27-72.
5) Halm EA, et al : Arch Intern Med. 2002 ; 162(11) : 1278-84.
6) Li JZ, et al : Am J Med. 2007 ; 120(9) : 783-90.
7) Uranga A, et al : JAMA Intern Med. 2016 ; 176(9) : 1257-65.
8) Eccles S, et al : BMJ. 2014 ; 349 : g6722.
9) Tang KL, et al : Arch Intern Med. 2011 ; 171(13) : 1193-8.

（栃谷健太郎）

2章　病院での市中肺炎の治療──症例に応じたベストチョイスを！

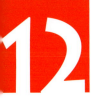

「よくならない場合」に何を考えるか？
──自然経過，肺炎随伴性胸水，膿胸，ほかの原因など

400字で言い切ると…

肺炎の「よくならない」を言語化することでその理由がみえてくる

▶ 肺炎がよくならない（nonresolving pneumonia）と考えたときには，「何が自分に肺炎がよくなっていないと考えさせているのか」をアセスメントする。
→ 1 p.86

▶ 最もコモンな肺炎球菌性肺炎は発熱やX線写真などの治りが悪くみえることがある。自然経過を知る。
→ 2 p.86

▶ 胸水穿刺をためらわず，グラム染色，培養，pH，糖で胸水を分類する。ドレナージの適応（複雑性肺炎随伴性胸水，膿胸）を見逃さない。
→ 3 p.88

▶ 肺炎は細菌性肺炎だけではない。特に結核（unusual organisms）や肺癌（noninfectious causes）を念頭に置いておく。気管支鏡も考慮する。
→ 4 p.90

▶ 本当に肺炎が治っていないのか？ 発熱のみ改善しない場合，肺野だけに目を向けない。他の院内の発熱性疾患（偽膜性腸炎，薬剤熱など）に足をすくわれないように！
→ 5 p.91

▶ 再発性肺炎（recurrent pneumonia）では基礎疾患を探す。HIVも忘れずに。
→ 6 p.92

▶ 抗菌薬変更は，治らない肺炎に対して有効な手段でないことのほうが多い。
→ 7 p.92

1 「よくならない」とは何か？

- そもそも我々内科医はどのような場合に肺炎がよくならないと考えるだろうか？「治らない肺炎(nonresolving pneumonia)」のコンサルト依頼をよく受けるのだが、稀に一大事になっている症例を経験する。
- 今までで一番圧巻だった症例は、入院時の喀痰から肺炎球菌が培養で検出されているにもかかわらず、「治りが悪い」という理由で、セフトリアキソンに出来心でクリンダマイシンを加え、非定型菌カバーでアジスロマイシンを加えてみて、器質化肺炎も考えてステロイド、すりガラス状陰影のところはニューモシスチス肺炎かも、ということでST合剤が追加されていた。
- このような誤謬は、肺炎の経過をざっくりとしかとらえられていないことに起因すると考えられる。しかし、これは他人事ではない。市中肺炎症例で初期治療に反応が乏しい症例は実に15％に上るのである[1]。
- コンサルト依頼でよく見かける「治らない肺炎」は、表1の6つの項目に大別できる。これらを丁寧に考えるだけでも、鑑別するために行うべきことがみえてくる。

表1 治らない肺炎の分類

① 「治っているようだけれど今ひとつ改善に乏しい」	自然経過
② 「胸水が増える一方／陰影が消えない」	肺炎随伴性胸水, 膿胸, 肺化膿症
③ 「肺炎の影自体がどんどん増悪する」	結核, 真菌, 耐性菌など
④ 「自然経過や肺炎単独だけでは説明できない」	感染症以外の病変：特発性器質化肺炎, 特発性間質性肺炎, 血管炎, 心不全, 心筋梗塞, 腎不全, 肺塞栓症, ARDSなど
⑤ 「発熱だけが続く」	その他の肺以外のプロブレム：薬剤熱, 偽膜性腸炎など
⑥ 「また肺炎になりました」	再発性肺炎

2 肺炎の自然経過を知る

症例1　喫煙歴1日40本×50年, 管理職の80代, 男性

- 入院6日前から38℃台の発熱, 39℃まで上昇し悪寒・戦慄, 呼吸困難感を訴えて当院受診。呼吸数30回／分, SpO$_2$ 88％（室内気）, 両側肺にrhonchiを聴取, 胸部単純X線写真で右下肺野に浸潤影を認めた。
- 喀痰のグラム染色ではGeckler分類 5, 肺炎球菌と考えられるグラム陽性双球菌を認め, セフトリアキソンで治療開始。
- 日中の最高体温は下がり続けるも, 入院4日目で38.1℃, 8日目でも37.6℃となかなか解熱を認

- めず，胸部単純X線写真でもむしろ陰影は強くなっていった。
- しかし本人の食欲は回復し，入院11日目に酸素吸入終了，体温も36℃台となり，胸部単純X線写真でもようやく陰影が改善しだし，抗菌薬も終了。15日目に退院となった。

悩みどころ

- なかなか治っているように見えなかったのだが，「自然経過」はどこまで許容できるのか？

- 最もコモンな肺炎球菌が「治らない肺炎」の最多原因である。改善しているようにみえても，だらだらと微熱が続くことがあると知られている。2～3日で最高体温は下がってくるが，完全に解熱するまでさらに数日かかり，6％の症例では20日を超える[2]。
- また同様に肺炎球菌性肺炎の胸部単純X線写真に関しては，菌血症に至った症例では4週経っても34～85％が，菌血症に至っていない症例でも14～73％で異常所見が残っているという報告がある[3]。
- 肺炎の原因微生物別，胸部単純X線写真の治癒経過を**表2**[2]に記載した。

表2 原因微生物別，胸部単純X線写真の治癒経過

原因微生物	一時的な画像の悪化傾向	単純X線所見が完全に改善するまでの期間	単純X線での異常所見の残存
肺炎球菌（菌血症あり）	大多数	3～5カ月	25～35％
肺炎球菌（菌血症なし）	しばしば	1～3カ月	稀
レジオネラ	大多数	2～6カ月	10～25％
マイコプラズマ	通常ない	2～4週間	稀
クラミドフィラ	稀	1～3カ月	10～20％
ウイルス	様々	様々	麻疹，水痘，アデノウイルスでありうる

（文献2，table 2をもとに作成）

- 感染症の治療効果は，発熱やCRPに惑わされずに，呼吸器のパラメーターでフォローすることが重要である。食事量や本人の「楽になってきた」実感などの全体の状況と，呼吸器のパラメーター（喀痰，咳嗽，胸痛などの症状，呼吸回数，酸素の流量など）を知ることで，「不要な抗菌薬をどんどん足していく」，「治癒していないと焦る」という誤謬を回避することができる。このためにも，抗菌薬投与前の喀痰のグラム染色，培養提出が必要であることがわかって頂けるであろう。

3 肺炎随伴性胸水，膿胸，肺化膿症の診断とマネジメント

症例2　喫煙歴なし，自宅で独居の90代，男性

- 左肺炎で入院。喀痰や尿中抗原で原因微生物は検出されなかったが，当初より少量の胸水を認めていた。セフトリアキソンで治療開始後も日に日に胸水が増加し，入院3日目に改善を認めないため穿刺ドレナージ。性状は滲出性胸水であるものの，膿胸の診断基準は満たさなかった。持続ドレナージを行い，肺炎，また肺炎随伴性胸水ともに改善していった。
- 胸水穿刺の検査結果は以下の通り。

色調は黄色，pH 7.15，蛋白5.0g/dL，グルコース61mg/dL，LDH 855 IU/L，ADA 32.3 IU/L
グラム染色：好中球が多数みられるも細菌を認めず。
抗酸菌塗抹，PCR：抗酸菌は認められず。結核PCRは陰性。
培養：一般細菌，抗酸菌培養ともに陰性。
細胞診：class I 炎症細胞のみ認められる。**細胞分画**：好中球88％，リンパ球12％。

症例3　糖尿病，統合失調症を基礎疾患に持ち，精神科病院入院中の60代，男性

- 呼吸不全と38℃台の発熱で肺炎を疑われクラビット®を処方されていたが，治癒しないため紹介受診。
- 口腔内はう歯多数，左肺野は呼吸音減弱，打診上濁音であった。
- 胸部単純X線，CTで左肺に肺浸潤影と胸腔内に大量の液体貯留あり，エコーでは胸水内に隔壁を伴っていた。膿胸を疑って持続ドレナージを開始し，膿の排出を認めた。
- 膿のグラム染色では細長いグラム陰性桿菌を認め，*Fusobacterium*と考えられた（後日，*Fusobacterium nucleatum*を培養で検出）。

悩みどころ
1) 胸水穿刺をいつ行うべきか？
2) ドレナージの適応はどのような胸水か？
3) 膿胸を疑う画像所見や予測因子は？

- 胸水を採取することを「侵襲が大きい」と医療者がためらう場面をたまに見かける。しかし上記2例のように，「若干の胸水がたまっている」では片づけられないことが往々にしてある。初期のアセスメントをしっかり行い，アウトカムを向上させるためにも胸水の解析が必要となってくる。
- 2006年のカナダからの報告では，市中肺炎と診断された3,675症例のうち，膿胸と確定診断された症例は24症例（0.7％）であり[4]，膿胸は現在では比較的稀とされる。ただ

し，細菌性肺炎で胸水を伴うものは全体の20〜40％であり[5]，ドレナージが必要な胸水かどうかは常に考えなければならない。

- 胸水の性状について，ACCP（米国胸部疾患学会議）ガイドライン[6]内では，胸水pHを血液ガス分析器で測定すべきであるとされている。それができない場合は，胸水中グルコースを測定し60mg/dL未満であればカテゴリー3であり複雑性肺炎随伴性胸水と診断，また膿を認めればカテゴリー4として，これらはドレナージの適応となる。また，カテゴリー2のようにpH≧7.2で細菌学的検査が陰性であったとしても，治癒傾向に乏しい場合は穿刺のリピートやドレナージが必要である（**表3**）[6]。

表3 肺炎随伴性胸水のリスク分類

	胸水スペース		胸水の細菌学的検査		胸水生化学	カテゴリー	予後不良のリスク	ドレナージ
A_0	ごく少量（背側に＜10mm）	and	B_x 塗抹，培養結果不明	and	C_x pH不明	1	とても低い	不要
A_1	少量から中等量（＞10mmかつ＜片側胸郭の1/2）	and	B_0 塗抹陰性and培養陰性	and	C_0 pH≧7.2	2	低い	不要
A_2	大量（≧片側胸郭の1/2）被包化胸水 or 肥厚した壁側胸膜	or	B_1 塗抹陽性or培養陽性	or	C_1 pH＜7.2	3	中程度	要
			B_2 膿汁			4	高い	要

（文献6，Table 1より作成）

- 診断や穿刺に際して，最近ではベッドサイドや救急外来といった場所でも簡単に使用できるエコーを行うことが多い。ほとんどの複雑性肺炎随伴性胸水や膿胸の症例では，内部エコーの存在がみられ，全体に高輝度である[7]。

- ただし，胸水と超音波画像を比較検討した研究では，非悪性疾患における滲出性胸水の27％で無エコーとして描出されているともいわれており[8]，超音波画像だけで滲出性胸水を否定することはできず，最終的には穿刺が必要である。

- CTでは，造影効果のある肥厚した臓側胸膜と壁側胸膜に囲まれた胸水所見が膿胸の診断に有効であり[7]，膿胸の68％でみられる[9]。またCTは肺化膿症との鑑別にも有用である。

- なお，1,269症例の市中肺炎を前向きに解析した報告では，膿胸や複雑性肺炎随伴性胸水を合併する予測因子として，血清アルブミン＜3.0g/dL〔調整オッズ比（以下AOR）4.55〕，CRP＞10mg/dL（AOR 15.7），血小板＞40万/μL（AOR 4.09），血清ナトリウム＜130mEq/L（AOR 2.70），静注薬物使用者（AOR 2.82），慢性アルコール中毒者（AOR 4.28）が挙げられている[10]。検証はされていないものの，これらが認められる症例ではさらに胸水の分析の必要性が増すと考えられる。

- 膿胸は肺外の膿瘍形成であるが，肺内に膿瘍形成すると肺化膿症となる。診断について

は前述した通り，CTが有効であり，膿胸との鑑別に使用される。膿胸，肺化膿症とともに起因菌については，*Streptococcus*属といったグラム陽性菌から大腸菌などのグラム陰性桿菌，また嫌気性菌まで幅広い菌種が問題となる[11]。また，治療期間に関しては，長期（1カ月前後のことが多い。放線菌はさらに長期間）となる点も同様である[11]。ただし，肺化膿症で外科的アプローチが必要となることは少ない。

4 一般的な微生物が原因でない肺炎の場合

症例4　ANCA関連腎炎でプレドニゾロン15mgを長期内服中の80代，女性

- 肺炎が治らないということでコンサルト依頼。右肺上葉に大葉性肺炎の像を認めた。喀痰のグラム染色では有意な菌を認めなかった。しかしステロイド長期内服者であることから，喀痰の抗酸菌染色を行い，抗酸菌の菌体を確認できた。
- 隔離病棟に転棟し数日後，結核PCR陽性と判明。結核標準4剤治療の開始となった。

症例5　喫煙歴1日20本×50年，施設入所中の80代，男性

- 発熱，咳嗽で来院。左肺に細菌性肺炎と思われる肺浸潤影を認め，スルバクタム・アンピシリンを投与されていた。
- しかし入院2日後，血痰の喀出とともに酸素化が増悪，CTを撮影したところ，左主気管支を閉塞する腫瘤影が疑われた。気管支鏡を行ったところ，同部位に易出血性の腫瘍を認め，腫瘍に伴う閉塞性肺炎と診断された。

悩みどころ

1) どのようなときに「一般的でない病原体（unusual pathogen）」「感染性でない疾患（noninfectious etiologies）」を想起するのか？
2) それらの場合に何をもって診断するのか？

- わが国において一般的な微生物が原因でない肺炎を疑った際に一番考えなければならないのが，結核である。現在でも日本は結核中蔓延国であり，2017年でも新規結核登録患者は16,000人を超し，またその半数以上が70歳以上の高齢者である[12]。
- 高齢以外のリスク因子としてはステロイド使用（特にプレドニゾロン換算で15mg/日以上で高リスク），低体重（BMI＜20），喫煙者，糖尿病，肺気腫などの肺疾患が報告されている[13]。このようなリスクを持っている肺炎症例であれば，積極的に喀痰の抗酸菌染色，培養，PCRを確認しておくべきである。

- その他，感染症以外の「治らない肺炎」の原因として，悪性腫瘍（そのものが肺炎にみえる場合，また腫瘍に伴う閉塞性肺炎）や血管炎，特発性間質性肺炎，器質化肺炎，薬剤性肺炎などが挙げられる。
- CTは，腫瘍性病変の検索や間質病変主体なのかどうかなどの情報を得ることができ，感染症以外の病因検索にも有用である。
- 治療のうまくいかない肺炎で，かつ気管支鏡を施行した35症例中，14症例で診断が確定，そのうち12症例で診断に寄与したのは気管支鏡だったという報告がある[14]。気管支鏡検査は特に結核や真菌の検出について有用であり，診断がつかない場合の次の一手として考慮すべきである。腫瘍や特発性間質性肺炎など感染症以外の病因が疑われた場合も，気管支鏡を行うべきタイミングである。初期の画像で疑わしければ，1～3日以内に行い，そうでなければ治療開始後3日以上経てから行うことが多い。また，特発性間質性肺炎では，できればステロイドが投与される前に行っておきたい。

5 熱が下がらない＝肺炎が治らない，ではない

- 「（肺炎の治療をしていて）熱が下がらない」という相談を受けることがある。患者さんに会いにいくと，酸素吸入も外しており，食事摂取も良好で，喀痰・咳嗽も減っているなど，肺炎のパラメーターが軽快している。このような場合には，肺炎の自然経過以外にほかの原因を検索する必要があり，「院内の発熱」（院内感染症以外に薬剤熱や偽膜性腸炎，下肢静脈血栓症，偽痛風など）として対応すればよい。
- 特に薬剤熱は，ちょうど薬剤開始後1～2週間[15]という肺炎の抗菌薬治療期間内での発症が多いこと，抗菌薬がしばしば薬剤熱を引き起こすこと，などから見過ごせない疾患である（表4）[14]。

表4　抗菌薬，抗真菌薬での薬剤熱の頻度

高頻度	低頻度	稀
アムホテリシンB	イソニアジド	アミノグリコシド
ペニシリン	リファンピシン	マクロライド
セファロスポリン	イミペネム	テトラサイクリン
ST合剤	バンコマイシン	クリンダマイシン

（文献14，Table 2をもとに作成）

6 新たに「影が出てきた」とき，どうするか？

- この場合は再発性肺炎（recurrent pneumonia）として対応する。再発性肺炎は，「最低1カ月以上の無症状期間を有する，もしくは胸部単純X線写真での改善を認めることのできた，2回以上の独立した下気道感染症のエピソード」と定義されている[16]。
- 11年間でみられた再発性肺炎の158症例のうち147症例（93％）で基礎疾患が認められている[17]。その中でも胸部疾患，アルコール依存，COPD，慢性心不全，糖尿病，気管支拡張症はコモンな疾患であり，古典的な気管支原性悪性腫瘍，多発性骨髄腫，低ガンマグロブリン血症は少数であった。
- 筆者は現在まで1例のみ菌血症を伴う再発性肺炎を契機に発見されたHIV感染症の経験がある。前述したレビュー[17]内で基礎疾患としてHIV感染症が記載されているところに気をつけたい。

7 悩ましいとき──抗菌薬の変更・追加は必要か？

- 「治らない肺炎」の診療中は，「耐性菌かも？」と，他剤を追加したり，他剤に変更していきたい誘惑に駆られる。しかし，それはあまり有効な選択肢ではない。市中肺炎の原因微生物の多くは肺炎球菌であり，そのほかにヘモフィルス，モラクセラ，マイコプラズマなどがある。原因微生物不明の場合の第一選択であるセフトリアキソン＋マクロライドを使用すると，これらの起因菌はすべてカバーされている。つまりスペクトラムが外れることはない。
- 実際に我々が経験する「治らない肺炎」はほとんど，抗菌薬以外の要因が問題となっている。抗菌薬は基本的に変更する必要はないのである。
- IDSA（米国感染症学会）／ATS（米国胸部学会）の市中肺炎ガイドラインでは，耐性菌の項目に薬剤耐性肺炎球菌・市中感染型MRSA（日本ではまだ問題になることは少ない）の2つが記載されている。
- 肺炎球菌性肺炎は，現在のβラクタム系抗菌薬（アモキシシリンやセフトリアキソン，セフォタキシム）の種類や投与量が適切であれば，抗菌薬のせいで治療が失敗することは通常ない[1]。ただし，マクロライドやレボフロキサシン，シプロフロキサシンは耐性による治療の失敗もありうる[1]。
- なお，最近よく話題に上るマクロライド耐性マイコプラズマであっても，第一選択はマクロライド系抗菌薬である。平均2日程度の発熱の遷延がみられるが，必ずしも重症例や難治例が多いわけではない[18]。
- 治らない肺炎の治療では安易に抗菌薬を追加・変更せずに，何が「よくならない」のかを考え，本項で述べたことについて検討してほしい。

文献

1) Mandell LA, et al: Clin Infect Dis. 2007; 44 Suppl 2: S27-72.
2) Fein AM, et al: Clin Chest Med. 1987; 8(3): 529-41.
3) Kuru T, et al: Clin Chest Med. 1999; 20(3): 623-51.
4) Ahmed RA, et al: Am J Med. 2006; 119(10): 877-83.
5) Light RW: Proc Am Thorac Soc. 2006; 3(1): 75-80.
6) Colice GL, et al: Chest. 2000; 118(4): 1158-71.
7) Heffner JE, et al: Chest. 2010; 137(2): 467-79.
8) Yang PC, et al: AJR Am J Roentgenol. 1992; 159(1): 29-33.
9) Stark DD, et al: AJR Am J Roentgenol. 1983; 141(1): 163-7.
10) Chalmers JD, et al: Thorax. 2009; 64(7): 592-7.
11) Takayanagi N, et al: Respiration. 2010; 80(2): 98-105.
12) 厚生労働省: 平成29年結核登録者情報調査年報集計結果について. (2018年11月閲覧)
    https://www.mhlw.go.jp/stf/seisakunitsuite/bunya/0000175095_00001.html
13) Jick SS, et al: Arthritis Rheum. 2006; 55(1): 19-26.
14) Feinsilver SH, et al: Chest. 1990; 98(6): 1322-6.
15) Johnson DH, et al: Infect Dis Clin North Am. 1996; 10(1): 85-91.
16) Geppert EF: Semin Respir Infect. 1992; 7(4): 282-8.
17) Winterbauer RH, et al: Ann Intern Med. 1969; 70(4): 689-700.
18) 成田光生: Mod Media. 2007; 53(11): 297-306.

（八板謙一郎, 山口征啓）

2章 病院での市中肺炎の治療──症例に応じたベストチョイスを！

13 非感染性肺炎を疑ったらどうする？
──特発性間質性肺炎，薬剤性肺炎など

400字で言い切ると…

患者背景、疾患の進行速度、画像所見から見わけて呼吸器内科に紹介

▶ 比較的速やかに消失する肺浸潤影は肺胞腔内の出血や心原性肺水腫の可能性を考える。

➡ 2 p.95

▶ 非感染性肺炎の鑑別は多岐に及ぶが，感染性肺炎（の合併症を含めて）によるものかどうかを見きわめることが大事である。

▶ （特発性，二次性）間質性肺炎の大まかな画像所見を理解する。その理解は薬剤性肺炎に応用できる。

➡ 3 p.96

▶ 組織学的所見があっても，OP（organizing pneumonia：感染症，膠原病，薬剤，腫瘍など）とCOP（cryptogenic organizing pneumonia）の鑑別はしばしば困難だが，総合的に判断する。

➡ 4 p.100

▶ 呼吸器内科医へのコンサルトのタイミングは主治医にゆだねられるが，抗菌薬投与で経過観察できる猶予があれば，臨床症状は1週間以内，画像所見は2週間程度の改善を目安とし，改善がなければ呼吸器内科医へコンサルトを考慮する。これは筆者の見解であり，決まりはない。

➡ 6 p.101

1 "感染症ではない肺病変の可能性"が考慮されるのは？

- 通常の細菌性肺炎やウイルス性肺炎で，しかるべき治療薬が投与されれば3～5日程度で臨床症状（発熱，咳嗽，酸素化，喀痰の量，呼吸数など）の改善を認めることが多い。"感染症ではない肺病変の可能性"が考慮されるのは，治療にもかかわらず臨床症状，画像所見の改善を認めない場合である。
- 感染性肺炎では，毒性の強い菌なら臨床症状が良くなるか悪くなるかは比較的早く決着がつくことが多い。しかし，院内肺炎では薬剤耐性菌による肺炎が続いたり，誤嚥を繰り返したりして判断が難しい場合も多い。
- 非感染性肺炎の鑑別は多岐にわたり，気管支鏡などによる組織学的アプローチが必要な場合が多いが，画像所見は鑑別の武器になる。しかし，画像所見や肺の組織学的所見があったとしても，最終的には患者背景，疾患の進行速度を総合した臨床診断が優先される。

2 非感染性肺炎では病歴が重要となる

症例1　5年前に大動脈弁狭窄症で弁置換術の既往のある72歳，女性

- 3日前からの血痰，微熱，咳嗽により外来を受診した。右下肺を主体にholo-cracklesを聴取する。バイタルサインは安定しており，37.2℃の微熱のみである。
- 胸部X線では右下肺に区域性の浸潤影とすりガラス状陰影が広がっている。
- 本人によると，かぜを引き1週間前から近医で抗菌薬を処方されているとのことだった。

悩みどころ

1) この患者に抗菌薬はさらに必要か？
2) 肺野病変のアセスメントは現時点でどこまで必要か？
3) 呼吸器外来を予約して気管支鏡検査まですぐ行ったほうがよいのか？

- 肺野病変をみたら，最初から最後まで薬剤性肺炎の可能性を考慮すべきである。薬剤性肺炎は抗菌薬が血液中に存在することに対する生体反応であるため，非区域性陰影を示すことが多いが，本症例では考えにくい。しかしholo-cracklesを聴取しており，肺胞腔内に何らかの滲出性変化が惹起されている病態（心不全，肺炎，肺胞出血）を考慮すべきである。その後の病歴でワルファリンを5年来内服しており，抗菌薬との相互作用で抗凝固作用が増強し肺胞出血した可能性が挙げられた。全身状態も安定しており，抗菌薬を中止し3日後に再診とした。
- 年齢的には血痰の原因として肺癌，肺炎，その他の肺既存疾患の有無を可能なら胸部

CTでチェックしておきたい。稀に肺野病変ではなく，気管内病変が胸部CTで検出されることもあるためである。
- 抗菌薬の休薬で"比較的速やかに消失した肺浸潤影"なら，それは抗菌薬によるワルファリンの作用増強によって生じた肺胞腔内の出血の可能性を示唆する。

3 非感染性肺炎の鑑別は？
──特発性間質性肺炎と薬剤性肺炎を中心に

- 感染性肺炎か否かを見わけること，また感染性肺炎後の合併症ではないかどうかを見きわめることは重要である。図1で示す通り気管支閉鎖症，先天性嚢胞状腺腫様奇形（congenital cystic adenomatoid malformation；CCAM），肺分画症などの先天性疾患を背景にした治療抵抗性の感染症もあり，注意すべきである。
- また，肺炎から肺膿瘍や膿胸への進展，肺出血，肺梗塞，血管炎の合併の有無も考慮する。ある程度これらの可能性が除外できたと判断されたら非感染性肺炎の鑑別を進めていく。
- 患者背景（職歴，吸入曝露歴，薬剤服用歴）のチェック，疾患の進行速度，画像所見，身体所見そしてclinical contextのすべてから診断していく。身体所見はばち指や気管短縮，拘束性障害を反映して胸郭の運動制限，右室負荷の所見（傍胸骨右室拍動の触知，Ⅱp音の亢進，Ⅲ音陽性，頸静脈圧の上昇），late inspiratory cracklesなどに注意する。胸部CTでの特発性あるいは基礎疾患のある間質性肺炎（二次性）のヒントとなる所見は簡略化すると図2に示すように非区域性の浸潤影，両側肺底部主体のhoney-combing（蜂巣肺）とすりガラス状陰影（ground glass opacity；GGO），牽引性の気管支拡張所見，間質性肺炎の進行を疑う両側下肺野主体のvolume loss（容積減少）などである。

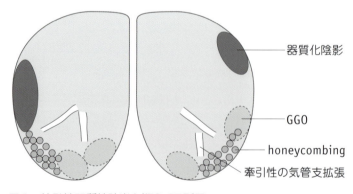

図2　特発性間質性肺炎を疑うCT所見

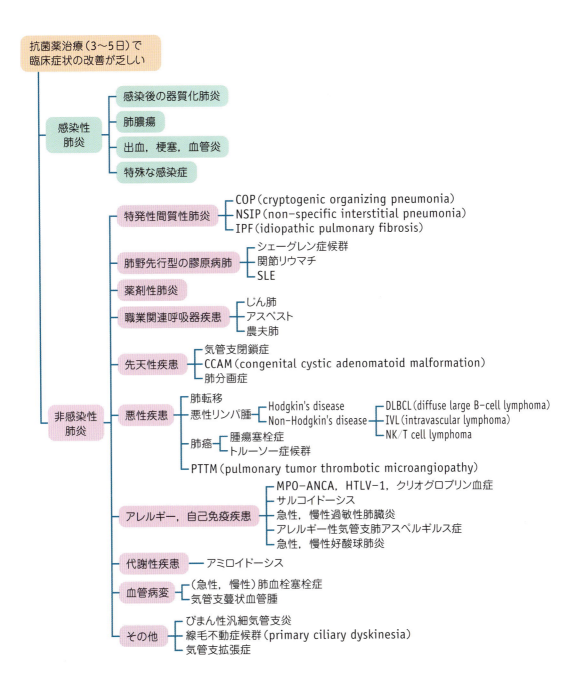

図1 非感染性肺炎の鑑別

- 特発性間質性肺炎（idiopathic interstitial pneumonia；IIPs）は臨床診断，病理診断でそれぞれ7つの分類があるが，一般医家はすべてを記憶する必要はないと筆者は考える。IIPsのひとつに特発性肺線維症（idiopathic pulmonary fibrosis；IPF）があり，IPFの治療薬として抗線維化作用を有するピルフェニドン（2008年）とニンテダニブ（2015年）が本邦で承認され，2017年の本邦のIPF治療ガイドライン[1]では弱い推奨

となっている。一方,抗炎症作用を有するステロイドや免疫抑制薬は単剤および併用でも使用しないことを強く推奨している。

- 数週から数カ月の経過で発症する以下の3つの臨床診断名NSIP (non-specific interstitial pneumonia)(図3A), COP(図3B), IPF(図3C)や,急速な肺障害を呈するAIP (acute interstitial pneumonia)は留意しておく必要がある。NSIP(図3A)は気管支血管束を中心に広がる時相の一致した浸潤影を呈し,COPは器質化像を疑わせる肺浸潤影(図3B), IPFは病理学的にUIP (usual interstitial pneumonia) patternであることを想定させるhoneycombingを呈し, GGOを伴い時相の不一致を認める(図3C)。

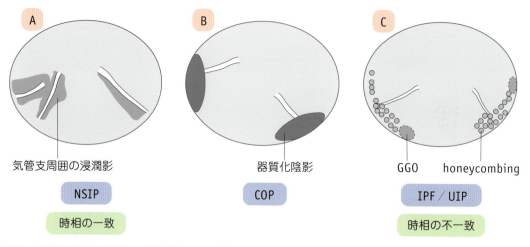

図3 特発性間質性肺炎のCT画像イメージ

- これらの画像所見は,IIPsであろうと膠原病を基礎疾患とした二次性の間質性肺炎であろうと,基本的には変わらない。病理組織所見の多様性は膠原病肺では目立つ傾向にあるが,詳細は他書を参照されたい。
- 薬剤性肺炎に伴う間質性肺炎もIIPsと同様の画像所見を呈しうる。筆者らの検討によると,薬剤性肺障害の代表的な画像パターンはAIP(図4A), NSIP(図4B), OP(図4C), hypersensitivity pneumonia (HP) like pattern(図4D)を示した[2]。
- 肺病変を惹起する基礎疾患が明らかな場合はidiopathic interstitial pneumonia (IIPs)とは呼ばない。薬剤性肺炎の画像パターンは多彩であり,病理所見がなくても,画像および病歴から臨床診断を行うことができる。
- AIP(図4A)は病理学的にはdiffuse alveolar damage (DAD)のことで,いわゆるすりガラス状陰影がびまん性に広がる。通常はDADを反映してcoarse cracklesを聴取することが多い。
- NSIP(図4B)は気管支血管束を中心に広がる時相の一致した浸潤影を呈し,OP(図4C)は器質化像を疑わせる肺浸潤影,HP-like pattern(図4D)は粒状影がアトランダムな

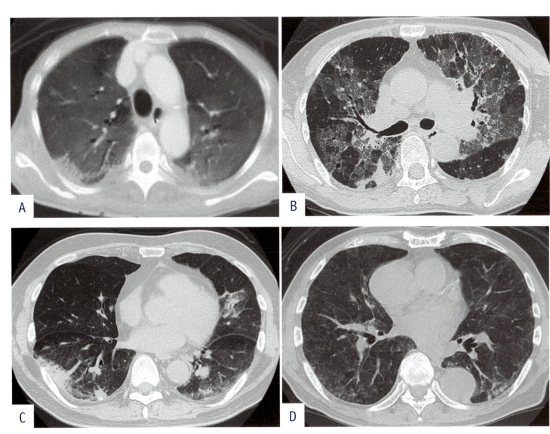

図4 薬剤性肺障害の画像分類

広がりを示し（すなわち，必ずしも気管支周囲に病変は存在しない）血液中の薬剤に対するアレルギーであることを示唆している。

- 一方で，本来の急性過敏性肺炎は吸入抗原に対するⅠ，Ⅲ，Ⅳ型のアレルギーであり，気道散布を疑わせる小葉中心性の陰影が整然と規則的に並んでみ

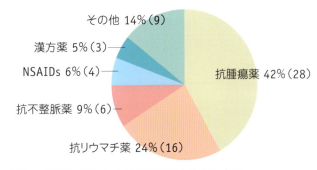

図5 当院における66例の薬剤性肺炎の内訳

える。当院の薬剤性肺炎66例の検討では，抗腫瘍薬（n＝28，42％），抗リウマチ薬（n＝16，24％），抗不整脈薬（n＝6，9％），NSAIDs（n＝4，6％），漢方薬（n＝3，5％）であり，特に抗腫瘍薬，抗リウマチ薬は注意すべき薬剤であると考えられる（図5）。

- 薬剤性肺炎とIIPsでは後者がより長い経過で発症する印象があるが，投与する薬剤によっては数日から数カ月の経過（時には出現・消退を繰り返す）で起きるものもあり鑑別は難しい。身体所見として，IIPsではlate inspiratory cracklesが圧倒的に多く，薬剤性肺炎では肺胞腔内の器質化，線維化を反映してlate inspiratory crackles，気管内の滲出物によるholo-cracklesを呈することがある。

- 薬剤性肺炎の場合，休薬で画像所見，臨床症状の改善があるかどうかをみるのも1つの方法である。たとえば筆者が経験したNSAIDs（坐薬）の薬剤性肺炎の1例では，あたかもacute respiratory distress syndromeを疑うような画像であり，holo-cracklesや低酸素血症を呈していたが，休薬のみで数時間の経過によりholo-crackles→early-to-mid crackles or late cracklesへ変化し，低酸素血症の改善を呈した。
- このように急激な改善を認める症例もあれば，抗不整脈薬のアミオダロンは血中半減期が30〜60日と長いため[3,4]薬剤性肺炎が遷延する。また，薬剤そのものの濃度より代謝産物の濃度が高いことも知られており，原因薬剤それぞれの特徴を知ることも重要となる。筆者は休薬から半年を経て発症したアミオダロンによる薬剤性肺炎の症例を経験している。

4 器質化肺炎，基礎疾患があるとどう違う？── COP vs. OP

- 通常の肺炎後の器質化と間違えやすいCOPについて簡単に述べる。COPは先に示した通りである。
- 原因不明なIIPsの中の分類のひとつで，病理組織上は明らかな肺の小葉構造の改変を伴わないOPを呈する一群を呼ぶ。
- 一方，何らかの感染症後の肺内の変化も病理学的にはOPである。ゆえに基礎疾患があればOP，なければCOPと分類する。
- しかしながら，両者には臨床的な違いがある。COPで自然軽快することは稀であり，器質化を疑う病変が場所を変えて出現・消退を繰り返し，多くはステロイドでの治療を要し，治療の減量に伴う再燃も認めることがある。一方，OPは自然軽快することが多く，基本的には肺内の器質化陰影は移動せず，自然吸収される。

5 器質化陰影で気をつけるべき病態

- いわゆるOPを呈する疾患は多岐にわたり[5]，最終的な診断は気管支肺胞洗浄液や経気管支肺生検が必要になることも多い。感染症の可能性を除外し，COPであると診断するためにも気管支鏡検査が必要となる。COP，OPと類似の画像所見は慢性好酸球性肺炎（chronic eosinophilic pneumonia；CEP）（図6）でも認め，非区域性の胸膜直下に広がる浸潤影をみたらこの三者は鑑別に挙げる必要がある。
- CEPはCOPと同様にステロイド減量中に再燃することがある。COPと一度診断されたらプレドニゾロンによる6〜12カ月の治療が必要となるが，20〜25mg/日以上の投与下における肺病変の再燃はCOPではなく，悪性リンパ腫や血管炎の可能性を考慮する[5,6]。

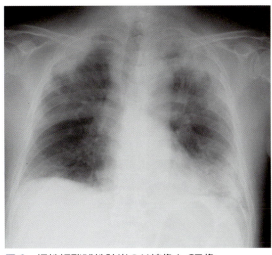
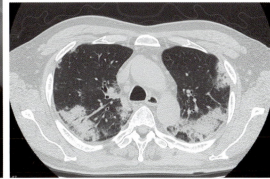

図6　慢性好酸球性肺炎のX線像とCT像

6　いつ呼吸器内科医へコンサルトするのか？

- 肺野に器質化陰影が出たとき，OPかCOPかの判断が困難な場合もある[7]。経気管支肺生検でも両者の差はなく，感染症の除外や肺胞出血の有無（ヘモジデリンを貪食した肺胞マクロファージの存在の有無）を気管支肺胞洗浄液で確認することになるが，抗菌薬に不応性の浸潤影が2週以上続いたり，出現・消退，移動を繰り返す陰影があればCOPの可能性を考え，コンサルトする。

- このような状況では，患者の状態はおよそ安定している。OPの原因は感染症のみでなく，血管炎や膠原病（関節リウマチ，SLE，シェーグレン症候群，皮膚筋炎，多発性筋炎）などで遭遇することも多く，神経，皮膚，筋肉，関節症状，乾燥症状およびレイノー現象などに注意しながら，肺野先行型の膠原病肺の可能性が疑われれば呼吸器内科医へのコンサルトを考慮する。

- これらは肺のみにとらわれて肺外症状に注意しなければ，コンサルトのタイミングを逸する。IIPs（特に図3A, C）を疑う場合でも，慢性過敏性肺炎の進行例との鑑別が困難となる場合もあり，吸入抗原の有無や職歴なども重要である。慢性過敏性肺炎の病理所見はTakemuraら[8,9]の論文を参照されたい。

文献

1) 特発性肺線維症の治療ガイドライン作成委員会：特発性肺線維症の治療ガイドライン2017. 南江堂, 2017.
2) Tamura M, et al：Oncologist. 2013；18(4)：454-9.
3) Kennedy JI Jr：Clin Chest Med. 1990；11(1)：119-29.
4) Martin WJ：Clin Chest Med. 1990；11(1)：131-8.
5) Cordier JF：Thorax. 2000；55(4)：318-28.
6) Lazor R, et al：Am J Respir Crit Care Med. 2000；162(2 Pt 1)：571-7.

7) Lohr RH, et al：Arch Intern Med. 1997；157(12)：1323-9.
8) Takemura T, et al：Histopathology. 2012；61(6)：1026-35.
9) Takemura T, et al：Curr Opin Pulm Med. 2008；14(5)：440-54.

〔皿谷　健〕

3章 高齢者の肺炎と引き際について

「訪問診療」での肺炎診療
──なるべく在宅でといわれたら？

> **400字で言い切ると…**
>
> 訪問診療ならではの肺炎診療の工夫がある！

- ▶ 在宅で診ることで，入院に伴うせん妄やADLの低下といったrelocation damageを防ぐことができる。
  → 1 p.104

- ▶ 画像検査や採血の即時性に欠ける訪問診療であるが，バイタルサインと合併症などから重症度を見積もる方法もある。
  → 2 p.105

- ▶ 複数回の点滴が困難な訪問診療では，1日1回投与のセフトリアキソン（ロセフィン®）が有用である。
  → 4 p.106

- ▶ 在宅でどこまで診るかは，患者の病態のみならず，家族の介護体制や看取りを考慮する必要があるのかなど様々なファクターにより決定される。そして，患者・家族とこれらの情報を共有し，在宅で診続けるのか入院するかどうかの合意を得る必要がある。
  → 5 p.108

- ▶ 反復性の誤嚥性肺炎はアルツハイマー型認知症の末期症状であり，家族への説明の際には，認知症の経過についての説明や胃瘻の造設希望についての意思決定を支援するなど，特別な配慮が必要である。
- ▶ 家族への説明の仕方も重要である。
  → 8 p.110

1 訪問診療における肺炎の診かた

■ 訪問診療の対象となる患者には高齢者が多く，高齢者特有の診療上の留意点に注意するのみならず，訪問診療ならではの工夫を併せて検討する必要がある（表1）。本項では，症例を通じて実際に当院で行っている肺炎の治療を紹介する。

症例1　アルツハイマー病・心不全の既往のある87歳，男性

- もともとむせやすいため，お粥やとろみをつけた食事をとっていた。手引き歩行でトイレまで歩いていたが，そのほかはほぼソファーに座って過ごしていた。
- X日20時，38℃の発熱と痰がらみを主訴に診療所に電話があり，緊急往診した。
- 診察上，呼吸数は28回/分，室内気にてSpO_2 84％（通常時94％），血圧136/60mmHg，脈拍114回/分，右下肺野にわずかにcracklesを聴取したが，これは普段からも聴かれるものであった。喘鳴は聴かれなかった。意識の変容・項部硬直や腹部異常所見，肋骨脊椎角（CVA）の叩打痛などは認められなかった。痰がらみが著明であったため，往診車から吸痰器を持ってきて使用すると，黄色痰が引けSpO_2 87％となった。

悩みどころ

1) X線や血液検査結果のない状態から重症度を見積もることは可能なのだろうか？
2) 家族への説明はどのようにすればよいのだろうか？
3) 自宅での治療を希望された場合にはどのように初期対応すればよいのだろうか？

表1　訪問診療の特徴

画像診断は困難
採血結果を得るのに時間がかかる
点滴加療も可能だが，1日に複数回の点滴は困難
皮下輸液，在宅酸素療法など在宅診療ならではの手技がある
高齢者が多いため，以下のことを考慮する必要がある 　・relocation damage ➡ 入院などの移動に付随する障害 　・併存疾患が多い ➡ 腎不全など 　・各臓器の予備力の低下 　・廃用を起こしやすい 　・認知機能の低下 　・polypharmacy ➡ 多数の薬剤が投与されていることが多い 　・介護の問題 ➡ 家族の介護力にしばしば治療法が影響される 　・看取りの考慮

2 訪問診療での重症度の見積もり方

- 在宅支援診療所では24時間365日の対応が求められており、夜間の発熱で往診することも多い。しかしながら救急病院と異なり、CTやX線などの画像検査、採血結果を即時に得ることは困難である。
- 高齢者の発熱で頻度が高いものは、肺炎と尿路感染である。要介護者の肺炎は医療・介護関連肺炎（NHCAP）とされ、そのガイドラインでは肺炎の重症度が必ずしも予後と相関しないため、治療区分による方針決定が勧められている[1]。しかし、ある程度重症度がわからないと、入院するか在宅で診続けるかの判断に困るのも事実である。当院でPSI（☞1章9）のうち採血や画像検査が必要な項目を除いて得られた得点（PSI for NHCAP）をもとに患者を分類したところ、それのみでも予後を反映するものであった（図1）[2]。

3 家族への説明

- PSI for NHCAPをもとに発熱フェイスシートを作成し、発熱時に記入することで家族への説明を行うと理解が深まりやすい。図1に症例1について記入した発熱フェイスシートを示す。
- 本症例では、家族には「この肺炎は5人に1人がお亡くなりになるような重症度です。入院してもいいですが、療養場所の変化により不穏となったり、体力が低下することも懸念されます。まずは自宅で治療を開始し、反応に乏しければ入院も検討しましょう」という説明を行っている。
- 抗菌薬の点滴と酸素投与は在宅診療でも行うことは可能であり、肺炎の治療内容は入院した場合と大して変わらないが、入院をお勧めする状況としては以下の4つが挙げられる。

> **入院をお勧めする状況**
> ① 連続的なケアが不可能となる場合（普段行っていたデイサービスを休むと日中独居になってしまうなど）
> ② 本人・家族が入院を希望する場合
> ③ 気胸など肺炎以外の原因が想定される場合（☞2章12）
> ④ 耐性菌などにより在宅での治療が困難な場合

- しかしながら、重症であっても誤嚥性肺炎を繰り返すなどADLの悪い患者では、嚥下障害とそれに伴う誤嚥性肺炎をがん同様の予後不良疾患ととらえ、家族の理解のもと看取りを覚悟の上、在宅で緩和的に治療を継続することも多い（後述）。

発熱フェイスシート ver1.1

在宅診療患者の発熱の原因としては肺炎や膀胱炎などが多くみられます。
その中でも肺炎は高齢者死亡原因の上位を占めています。
そこで，肺炎であった場合の重症度を推定するのがこの用紙です。

患者名
判定日　　年　　月　　日

基礎情報からみた重症化のしやすさ **57点** ＋ 今回の肺炎の重症度 **10点** ＝ PSI for NHCAP **67点**

背景
年齢　87歳
男性：age−50
女性：age−60　37点
（負の場合は0）

在宅診療患者　☑　10点

併存疾患
悪性腫瘍　□　30点
肝疾患　□　20点
うっ血性心不全　☑　10点
脳血管障害　□　10点
腎疾患　□　10点

意識の変容　□　20点
呼吸数　28/min　☑　20点
　≧30
血圧　136/60　□　10点
　sBP＜90
体温　38℃
　＜35℃　□　15点
　≧40℃　□　15点
SpO₂　87％　☑　10点
　＜90
脈拍　114/min　□　10点
　≧125

□ 60点以下　あなたの重症度はⅡ以下です．
　60人に1人お亡くなりになると推定されます（死亡率1.8％）
　自宅での加療をお勧めしますが，介護体制の問題などで入院を検討することもあります．

☑ 61〜80点　あなたの重症度はⅢです．
　5人に1人お亡くなりになると推定されます（死亡率18.5％）
　入院してもいいですが，療養場所の変化により不穏となったり，体力が低下することも懸念されます．
　まずは自宅で治療を開始し，反応に乏しければ入院も検討しましょう．

□ 81点以上　あなたの重症度はⅣです．
　3人に2人がお亡くなりになると推定されます（死亡率61.3％）
　入院してもいいですが，療養場所の変化により不穏となったり，体力がさらに低下します．救命できても今までと同じ生活は困難でしょう．ご自宅で最期を迎える可能性もありますが，このまま当院にて治療を継続・サポートさせていただくことも可能です．

□ 得点は上記のようになりますが，あなたの場合には
　他の原因（尿路感染・胆管炎・悪性腫瘍　　　　　）
　による可能性が高いため，死亡率は参考値となります．

図1　発熱フェイスシート
本症例の状態を発熱フェイスシートに記載したもの。左列は事前に記載しておき，カルテに挟んでおく。発熱時には中央の列を記載し，本人・家族に予後を説明する際の参考にしている

4　訪問診療での肺炎の初期対応

- 呼吸不全がある場合には在宅酸素療法を開始する。通常，業者は24時間対応しているため，夜中でも1〜2時間で自宅へ酸素濃縮器とボンベを届けてもらえることが多く，業者が来るまでの間，院内在庫の酸素ボンベを使用することができれば，実際に酸素を投与して酸素量を決めることができる。目標は，患者のもともとの酸素飽和度を目安とする。特に，慢性閉塞性肺疾患（COPD）や結核後遺症などによる胸郭変形がある場合には二酸化炭素が貯留しやすいため，注意を要する。

- 抗菌薬は，発熱状況で脱水による腎機能障害をきたしている可能性があること，1日1回投与でも十分効果が得られることを考慮し，セフトリアキソン（ロセフィン®）2g＋生理食塩水50mLの点滴静注を使用する。生理食塩水のボトルは注入針つきのものを使用すると，溶解に注射針を使用する必要がなく簡便である。直近に抗菌薬の使用がある場合には耐性菌も考慮した広域抗菌薬が一般には勧められている[1]が，十分な血中濃度を確保する目的で，当院ではセフトリアキソンを第一選択としている。

- 誤嚥が強く疑われ絶飲食とする場合や，脱水が考えられる場合には輸液を考慮する。肺炎では溢水となることで痰の量が増えたり酸素化が悪化するため，腎機能が許す範囲で

脱水気味のほうが在宅では管理しやすい。通常，高齢者では1日500mLの輸液で十分である。肺炎に伴うバソプレシン分泌過剰症（SIADH）などにより低ナトリウム血症をきたすことがあるため，細胞外液［乳酸リンゲル液（ラクテック®）など］の点滴静注を行う。家族にヘパリンロック（ヘパロック）をして頂く場合と，皮下輸液（☞Memo）を行う場合がある。

- 点滴静注の場合にはシュアプラグ®AD（図2）を使用することで，三方活栓よりも容易に家族がヘパロックを行うことができる。自己抜去の恐れが高い場合や夜間の点滴を避けたい場合には3時間程度で点滴静注を行う。一方，寝たきりで自己抜去の恐れがない場合や，施設入所者でヘパロックをすることが不可能な場合には，皮下輸液を行う。

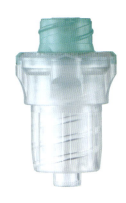

図2　シュアプラグ®AD（写真提供：テルモ株式会社）
中心静脈カテーテルなどで用いられることの多いクローズド輸液システム。三方活栓と異なり，アルコール綿で表面を消毒してシリンジを刺すだけで開通するため，家族がヘパロックをする際に手技の間違いが少ない

- 法律上一部例外を除き，本人，家族，看護師，医師以外が患者への医療行為を行うことはできないため，看護師のいない施設入所者ではヘパロックや抜針も不可能である。
- 吸引痰でもよいので，可能な限り喀痰培養を出すことが，初期治療に反応しないときに困らないためにも望まれる。

📝Memo　皮下輸液について

- 皮下輸液は静脈点滴と比較して，点滴路の確保が容易であり，抜けた場合に出血する可能性がきわめて低く，在宅診療における維持輸液にふさわしい方法である[3]。
- 手技としては，主に腹部皮下組織に22～24G程度の留置針（サーフロー®など）を用いて，60mL/時を超えない速度を目安に補液を行う。
- 「体位によって滴下しなくなったり，速くなることがあるが気にしないで大丈夫」と介護者に伝えておく。空になってもそのまま放置し，翌日ボトルのみ付け替えることが可能である。
- 刺入部周囲の浮腫の残存は末梢の浮腫と同様に溢水を意味し，点滴速度を減じることを考慮する。
- 高張液や多くの薬剤は皮下組織への刺激により硬結を生じるため，使用可能な点滴や薬剤が限られている。ブドウ糖加乳酸リンゲル液（浸透圧比2.0）を用いて，特に問題を生じていない。また，添付文書上は皮下注射の適応となっていない輸液が多いため，家族の同意を得て行うことが望まれる。

5 入院する場合

- 初回の誤嚥性肺炎ではまだ反復性とも言い切れず，嚥下機能評価も急性期にはふさわしくないことから，今後の予後について末期状態とは断定しがたい．そこで，前述の説明をしても入院治療を希望される場合には病院へ紹介している．
- しかし現状では，一度入院すると「十分な栄養を摂取できる経路をつくるため」「再入院を防ぐため」あるいは「施設の入所条件であるから」「退院させるため」という理由で胃瘻が造設されることが多い．
- そこで，入院する際に既に家族が胃瘻造設を希望していないことを明確にしている場合は，その家族の希望を診療情報提供書を通じて病院医師に伝えることが望まれる．
- ちなみに1回目の誤嚥性肺炎では入院しても，入院中のADLの低下やせん妄，褥瘡の発生などを経験し，2回目以降は自宅での治療を希望されるケースをしばしば経験する．

■症例1 つづき

- 患者，家族は自宅での治療を希望されたため，在宅での診療を続けることとした．
- X日，緊急往診時に吸痰，培養用に採取した後，セフトリアキソン2g＋生食50mL点滴と維持輸液500mLの皮下投与を開始した．在宅酸素療法を導入し，SpO₂ 90〜95%を目安に酸素流量は3L/分 鼻カヌラとした．その後，特別訪問看護指示書を記載し，訪問看護にて抗菌薬および維持輸液を継続した．
- 熱は徐々に下がり，X＋3日目に往診した際には解熱していたが，両側下肺野に喘鳴が聴かれ，皮下輸液部分の浮腫が認められた．室内気ではSpO₂ 88%であった．肺炎に伴う心不全の悪化と判断し，採血の上フロセミド20mgの静注を行い，維持輸液を2日で500mLに減量し，内服以外絶飲食とした．
- X＋5日目に再度往診すると，喘鳴や浮腫を認めず室内気にて安静時SpO₂ 92%となったため酸素投与を中止した．2日前の採血にて白血球の正常化を認めており，解熱も得られていることから抗菌薬を中止した．嚥下評価を行うと，ゼリーやペーストは摂食可能だが，ゆるいとろみや水の飲み込みではむせがみられたため，ゼリー，プリンのみ摂取可能とし，点滴を終了した．

悩みどころ

1) 再発予防にはどのような策を講じればよいか？（☞6章21）
2) 熱がなかなか下がらないときには何を考えるべきか？（☞2章12）
3) 本症例で肺炎は治ったが，今後を見据えて家族にはどのような説明をするべきか？

6　熱がなかなか下がらないとき

- 通常2～3日で少なくとも熱のピークの低下が期待される。また，採血上も白血球の低下がみられることが期待される。しかしながら，抗菌薬を継続しても解熱がなかなか得られない場合には，緑膿菌などの耐性菌や真菌の感染，誤嚥の持続による誤嚥性肺炎の再発などを考慮する必要がある。
- この時点で，再度家族には入院による治療を行うか選んで頂いている。これは，入院することで画像的評価が可能となり，また複数回，時間をかけた点滴が可能となるため抗菌薬の幅が広がるなど肺炎を治すことに関してはメリットがあるためである。
- しかし，特に重度認知症の場合や寝たきりなどADLが悪い場合には，一度肺炎が回復しても早晩再発をきたし，徐々に衰弱し死に至ることから，予後不良疾患ととらえ，非がんの緩和ケアとして看取りを覚悟の上，在宅で治療を継続することも多い。

7　自宅での治療を継続する場合

- 誤嚥が持続している可能性を考慮し，最低限の内服以外の飲食を中止する。また耐性菌の影響を考え，抗菌薬の変更を考慮する。
- 最初に得られた喀痰検査で有意な結果が得られていれば，それに合わせて抗菌薬を変更する。はっきりとした菌が不明な場合や痰が採取できない場合には，経験的に緑膿菌をカバーするため，抗菌薬をセフタジジム（CAZ，モダシン®）2g＋生理食塩水50mLに変更している。セフタジジムは本来1回1g，1日2回投与（重症の場合には1回2g，1日2回投与）とされており，PK/PD理論からも分割投与のほうが望まれる薬剤ではあるが，実際1日2回投与は在宅診療では困難であるため，家族に了解頂いてこのような投与法としている。
- なお，カルバペネムやキノロン，バンコマイシン，アジスロマイシンの点滴は長時間かけての点滴が必要とされており，メトロニダゾールの点滴は下痢などの副作用が強いため，在宅診療には現実的ではない。
- また，第4世代セフェムは不十分量の使用による耐性菌を起こす可能性がある。私見ではあるが，菌の耐性スペクトラムから必要な場合を除き，第4世代セフェムなどの広域抗菌薬を使用するのに画像検査をしないのはバランスに欠いていると考える。
- また，経口摂取を中止すると口腔内環境が悪化しやすいため，口腔ケアを念入りに行ってもらうようにする。
- 認知症に伴う誤嚥性肺炎は予後不良疾患であり，非がんの緩和ケアと同様の対応が必要となる（☞ 3章15）。

8 肺炎軽快後の家族への説明

■本症例の場合には，たとえば以下のように伝え，意思決定支援を行っていく。

> 「今回は助かりましたが，嚥下機能は回復していないため誤嚥性肺炎を再発する可能性が高いです。これから徐々に体力の回復をめざしたいですが，その前に再度肺炎になってしまうと悪循環で，体力が落ちていってしまう可能性もあります。一昔前なら食べられないことはそのまま死につながっていましたが，現代医学では内視鏡でお腹の表面から胃に直接通じる胃瘻という通り道をつくり，そこから栄養剤を注入することが可能です。」
>
> 「胃瘻をすることで寿命は1〜2年延びるかもしれません。しかし胃瘻の造設自体にリスクがあります。また，寿命が延びても認知機能や体力はさらに低下していき，早晩胃瘻を用いていても唾液などで誤嚥性肺炎を起こし，死に至ります。そういう意味で認知症の末期状態であると考えられるため，あえてそのような侵襲的な処置を行わないという選択もあります。」
>
> 「口から摂れなくなったときには，栄養は不十分ですが，痰が増えない範囲で点滴を行い水分のみ補給する方法と，点滴自体もしない方法があります。」

■この際，肺炎になる前にアルツハイマー病の自然経過について図3などを用いて説明していると，末期であることの受け入れがスムーズとなる[4]。

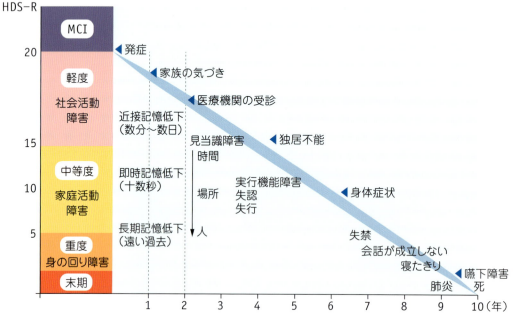

図3 アルツハイマー病の自然経過
可能であれば年1回ほどは現状がどのステージかを評価し，家族と病状を共有することが望まれる。嚥下機能障害とそれに伴う肺炎はアルツハイマー病の末期症状であることが理解しやすい図である
HDS-R：改訂長谷川式簡易知能評価スケール，MCI：軽度認知障害

（文献4，p14より改変，作成協力：大東文化大学スポーツ・健康科学部 北田志郎先生）

文 献

1) 医療・介護関連肺炎(NHCAP)診療ガイドライン作成委員会:医療・介護関連肺炎(NHCAP)診療ガイドライン. 日本呼吸器学会, 2011.
2) Ishibashi F, et al:Geriatr Gerontol Int. 2015;15(3):311-7.
3) Sasson M, et al:Am Fam Physician. 2001;64(9):1575-8.
4) 平原佐斗司:医療と看護の質を向上させる認知症ステージアプローチ入門. 中央法規出版, 2013.

(春原光宏)

3章　高齢者の肺炎と引き際について

15 超高齢者の肺炎——誤嚥性肺炎の診断・治療・予防と終末期における治療の引き際は？

400字で言い切ると…

誤嚥性肺炎を通じ、高齢者医療の真髄を学べ！

▶ 肺炎患者の多くは高齢者で、誤嚥がその原因の大部分を占める。
　➡ 1 p.113

▶ 化学性肺炎では、エンピリック治療もやむをえないことが多いが、速やかに改善した場合は抗菌薬を中止する。
　➡ 3 p.115

▶ 誤嚥性肺炎の起炎菌は、口腔内常在菌だけでなく、腸内細菌群やレンサ球菌属などの混合感染の様式をとることも少なくない。

▶ 抗菌薬はABPC/SBTまたはPIPC/TAZを中心に考える。
　➡ 4 p.115

▶ 目の前の高齢者にとって肺炎の診断・治療がどれほどのアウトカムをもたらすのか常に考え、時に積極的治療を差し控えることも選択肢となりうる。

▶ 超高齢者の重症肺炎に対する治療の引き際は、肺炎を発症してから話し合うのではなく、「患者が終末期を迎えつつある」と感じたときから話し合いを始めることが必要である。
　➡ 6 p.117

▶ 「口から食べられなくなったとき、どうしますか？」患者・家族と適切なコミュニケーションをとり、事前指示書を作成することは有効である。
　➡ 7 p.118

1 超高齢者の肺炎

- 厚生労働省の人口動態統計(2015年)によると，肺炎の年齢階級別死亡者数は，全体の93％を85歳以上の超高齢者が占めている。第1版で，「今後ジェネラリストにとって，超高齢者を診療する能力はますます必要になってくるのは明らかで，肺炎診療はその中核をなすといっても過言でないだろう」と述べたが，それに加えて我々は，超高齢者の肺炎患者を「どう看取るか」という問題に直面している。
- 超高齢者の肺炎は，その原因として誤嚥が大部分を占める。**表1**[1)]に誤嚥のリスク因子および誤嚥性肺炎のリスク因子を挙げる。超高齢者は大抵これらを複数有している。超高齢者の肺炎で誤嚥を念頭に置くことは必須と言えよう。

表1 誤嚥のリスク因子(上表)と誤嚥による肺炎のリスク因子(下表)

病態	自覚的，他覚的症状	疾患
嚥下機能低下	むせ 頻回の口腔内分泌物の吸引	意識障害 全身衰弱，長期臥床 急性脳血管障害 慢性神経疾患 ・認知症 ・脳梗塞後遺症 ・パーキンソン病など 医原性 ・気管切開チューブ留置 ・経管栄養 ・鎮静薬，睡眠薬，抗コリン薬など
胃食道機能不全	胸焼け，逆流感	胃食道逆流 食道機能不全または狭窄 医原性 ・経管栄養 ・胃切除

病態	自覚的，他覚的症状	疾患
喀出能低下	咳反射低下 呼吸筋力低下	全身衰弱，長期臥床
気道クリアランス能低下	喀痰の粘稠性上昇	慢性気道炎症性疾患
免疫能低下		全身衰弱，長期臥床 急性脳血管障害 低栄養

(文献1, p39より改変)

2 誤嚥性肺炎の診断──いつ治療を開始するか？

> **症例1** 施設入所中，重度認知症・寝たきり状態で誤嚥性肺炎を繰り返している85歳，女性
> - 胃瘻から，完全消化体栄養を1日1,200mL注入されている。
> - 3，4日前から37℃台の微熱と喀痰の増加を認めていた。
> - 活気はあって全身状態は普段とそれほど変わらない。バイタルサインも安定していて，酸素化増悪もない。胸部X線では明らかな肺炎像を認めない。

> **悩みどころ**
> 1) 誤嚥性肺炎を繰り返す患者ではどの時点で肺炎の治療を開始するか？
> 2) その場合の抗菌薬の選択は？

- 誤嚥性肺炎は緩慢な経過をたどることが少なくない。全身状態が良好で，画像で肺炎像が明らかでない場合，どの時点で治療を開始するか迷う。このような患者の喀痰からは，大抵各種耐性菌が検出されている。治療を開始するとなると，超広域抗菌薬を使用せざるをえないことが多く，それがまた耐性菌を誘導するのでは，と主治医は大いに悩む。点滴のルート確保が困難なケースもしばしばである。
- 呼吸状態がそれほど悪くない場合，すぐに抗菌薬を投与するのではなく，経口摂取をいったん中止したり，経管栄養を中止または減量することで解熱することがある。
- 入院中の患者で，適切なモニタリングと，医師による迅速な対応が可能な場合には，あえて抗菌薬を使用せず経過をみてもよいだろう。
- 在宅介護や施設であっても，介護者のマンパワーや理解が良好で，救急対応可能な病院へのアクセスがよければ，経過観察可能であることが多い。その際，体温や血圧，酸素飽和度ばかりに注目するのではなく，呼吸数と脈拍に注目して患者を観察するように指導している。
- 逆に呼吸状態が増悪していたり，患者が苦しそうであったり，喀痰のグラム染色で単一菌が優位に増加していれば，画像上はっきりしなくても肺炎として抗菌薬治療を開始することもしばしばである。白血球数やCRPが連続的に上昇しているかどうかも参考にする。時にエンピリック治療を開始して，反応をみて判断することもある。
- 超高齢者にとって，確実な肺炎の診断と治療が必須であるとは限らず，日々の平穏や穏やかな終末期を提供することが医師の役目ともいえる。何度も採血を行い，無理に吸痰を繰り返すことが本当に患者の利益になるかどうかを考える必要がある。
- 日本呼吸器学会の『成人肺炎診療ガイドライン2017』[1)]でも，院内肺炎（HAP）や医療・介護関連肺炎（NHCAP）の診療において，易反復性の誤嚥性肺炎のリスクを有してい

たり，疾患末期や老衰の状態にあるとき，個人の意思やQOLを考慮した治療方針を選択することを提案している。

3 化学性肺炎

症例2 施設入所中，重度認知症・寝たきり状態で誤嚥性肺炎を繰り返している85歳，女性

- 胃瘻から，完全消化体栄養を1日1,200mL注入されている。
- 3，4日前から37℃台の微熱と喀痰の増加を認めていた。
- 本日日中に完全消化体栄養を注入後に嘔吐を認め，同日夜間より39℃台の発熱と低酸素血症を認めた。両肺に浸潤影を認めるが，喀痰のグラム染色では白血球のみで細菌を認めない。

悩みどころ
- 化学性肺炎が疑われる場合，抗菌薬を併用すべきか？

- 胃酸による化学性肺炎に細菌感染を合併しているかどうかの鑑別はしばしば困難である。また，誤嚥性肺臓炎に対してエンピリックに抗菌薬を投与した群は，補助療法のみ行った群と比して，予後を改善したというエビデンスは乏しい[2]。
- しかし，化学性肺炎は多くの場合で急速な呼吸状態の増悪をきたし，ARDSの合併など重症化することが多く，発症時から抗菌薬によるエンピリック治療を行うことは，ある程度やむをえないだろう。
- 化学性肺炎は改善するときは比較的速やか（24〜36時間）に改善することが多く，抗菌薬開始後2，3日経過しても新たな浸潤影が認められないときには，抗菌薬を中止することを検討する[3]。

4 抗菌薬の選択

- 超高齢者の生活様式を考えると，その肺炎の多くがHAPまたはNHCAPの形態をとる。その診断や重症度分類，治療の基本などは**電子版e-2：5，e-2：6**を参照されたい。
- 誤嚥性肺炎の起炎菌として*Peptostreptococcus*属や，*Fusobacterium*属といった口腔内常在菌が大多数を占めるとされてきたが，腸内細菌群を含むグラム陰性桿菌や好気性または微好気性のレンサ球菌属，黄色ブドウ球菌などの混合感染の様式をとることも少なくない[4,5]。とりわけ，HAP，NHCAPの背景を持つ場合，これら好気性菌のカ

バーも念頭に置く必要がある。
- 緑膿菌などの耐性菌関与のリスクが低い場合はアンピシリン・スルバクタム（ABPC/SBT），耐性菌関与の可能性が高い場合は，ピペラシリン・タゾバクタム（PIPC/TAZ）を抗菌薬選択の基本として，患者の重症度，背景，適切な喀痰検体のグラム染色所見を参考に選択する（**表2**）。耐性菌関与のリスクについては**電子版e-2：5，e-2：6**などを参照されたい。

表2 誤嚥性肺炎に対する処方例

基本	
耐性菌関与リスク低い	ABPC/SBT
耐性菌関与リスク高い	PIPC/TAZ
点滴治療が困難である場合	
耐性菌関与リスク低い	AMPC/CVA CTRXの筋注や静注も選択肢となる
耐性菌関与リスク高い	LVFX±MNZ or MFLX
（大腸菌に対するニューキノロンの耐性が深刻な地域・施設）	LVFX＋AMPC/CVA
そのほか状況に応じて	
患者が重篤でなく，市中発症or/andグラム染色でグラム陽性球菌中心	CLDM
患者が重篤でなく，グラム染色で耐性菌関与の可能性が低い	ABPC/SBT
患者が重篤で，過去の喀痰培養からESBL産生菌が検出されている場合	MEPM
患者が重篤で，グラム染色でブドウ球菌が増勢している場合	VCMやLZD併用を考慮
βラクタム系抗菌薬アレルギーが疑われる場合	CLDM＋AZT or LVFX＋MNZ

ABPC/SBT：アンピシリン・スルバクタム，PIPC/TAZ：ピペラシリン・タゾバクタム，AMPC/CVA：アモキシシリン・クラブラン酸，CTRX：セフトリアキソン，LVFX：レボフロキサシン，MNZ：メトロニダゾール，MFLX：モキシフロキサシン，CLDM：クリンダマイシン，MEPM：メロペネム，VCM：バンコマイシン，LZD：リネゾリド，AZT：アズトレオナム

- 喀痰から*Pseudomonas aeruginosa*などの耐性菌が分離されていてもABPC/SBTで改善することがしばしば認められる。ABPC/SBTで経過がよければ，後にAMPC/CVAの内服にスイッチしやすく，また広域抗菌薬の温存につながる。患者背景から耐性菌関与が疑われても，重症度が高くなければ，ABPC/SBTで治療開始することは選択肢となる。
- 明確なエビデンスはないが，治療期間は7日間程度であることが多い。肺炎の範囲が広い，喀痰のドレナージが悪い，肺化膿症や膿胸の合併などがあれば，適宜延長する[3]。

5 誤嚥性肺炎の予防

- 口腔ケアは，肺炎の予防に有効であるとのエビデンスが多数ある。前述のガイドライン[1]においても，推奨度は弱いものの実施が推奨されている。海外ではクロルヘキシジンに

よる予防が主流であるが、わが国では粘膜へのクロルヘキシジンの使用が禁忌となっている。しかし，クロルヘキシジンを用いず，ポビドンヨードによる含嗽や歯ブラシ，スワブの使用による擦過，歯科衛生士による介入などは有効な選択肢となる[6]。

- 他に，アンジオテンシン変換酵素（ACE）阻害薬や半夏厚朴湯なども肺炎発症を減少させるとの報告があるが，いずれもあまり期待できるものではない[7,8]。
- また，誤嚥をすると「とりあえず禁食」としてしまうことが多いが，禁食群は，入院時から経口摂取（または経口摂取を念頭に置いた嚥下評価などの介入）を行った群と比べて，治療期間が延び，嚥下機能が治療期間中に低下する可能性が指摘されている[9]。結果的にさらなる嚥下障害を引き起こし，低栄養やサルコペニアをまねき，長期予後やQOLの悪化が懸念される。今後，さらなる研究が待たれるが，安易に「とりあえず禁食」とすることは一考すべきだろう。
- 誤嚥性肺炎を完全に予防することは不可能である。大事なことは，目の前の患者さんが誤嚥性肺炎のリスクを有すること，すなわち「口から食べられなくなる」ライフステージに差しかかっていることを早期に認識し，口腔ケアの介入や食事形態の変更などを行うとともに，後述の事前指示書の作成を提案するなど，ご本人・ご家族の納得のいく最期の時間を過ごせるよう話し合っていくことではないだろうか。

6 治療の引き際は？

症例3　施設入所中，重度認知症・寝たきり状態で誤嚥性肺炎を繰り返している85歳，女性

- 胃瘻から，完全消化体栄養を1日1,200mL注入されている。
- 3，4日前から37℃台の微熱と喀痰の増加を認めていた。
- 完全消化体栄養注入後に嘔吐を認め，同日夜間より39℃台の発熱と低酸素血症を呈し，ショックとなった。収縮期血圧は60mmHg台で，リザーバーつきマスクで10L/分の酸素流量でも酸素飽和度は80％台である。

悩みどころ
- 超高齢者の肺炎で改善の見込みが低い場合，どこまで治療を行うか，治療の引き際は？

- ICUでの人工呼吸管理，機械的または薬物的循環管理，高カロリー輸液や経腸栄養による栄養管理など，重症患者管理の進歩は，終末期の患者であっても比較的長期にわたる延命を可能とした。

- 米国のCASCADE studyによれば，認知症が進行した介護施設の高齢者の肺炎において，抗菌薬投与群は，非投与群に比して死亡リスクを80%減少させた。しかし，Symptom Management at End-of-Life in Dementia Scaleを用いた終末期のQOLについては抗菌薬投与群で低く，入院患者ではさらにQOLの低下を認めた[10]。
- 「生きていることはよいことであり，多くの場合本人の益になる」。このように評価するのは，"本人の人生をより豊かにしうる限り"において，生命はより長く続いたほうがよいからである。医療従事者はこのような価値観に基づいて，個別事例ごとに本人の人生をより豊かにすること，少なくともより悪くしないことをめざして，本人のQOLの保持・向上および生命維持のためにどのような介入をするのか，あるいはしないほうがよいかを判断する必要がある[11]。
- 前述のように2017年のガイドライン[1]においても，治療前に"治療によって病前の状態に回復する肺炎"と"疾患終末期や老衰の過程において死に至る進行を早める肺炎"かを見きわめ，後者には積極的治療を差し控える選択肢を提示している。特に肺炎の場合，挿管・人工呼吸管理を行うかが論点となることが多い。年齢だけを根拠に判断するのではなく，基礎疾患や疾患重症度，臓器不全などから，将来的に抜管できる可能性があるかを考え，患者・家族とともに話し合う。それらの意思決定には，複数の医師や多職種によって構成された医療チームが関わることが求められる。
- 急変時に初めてこれらを話し合うのではなく，「患者が終末期を迎えつつある」と考えられたときから，何度も話し合いの場を持つことが必要である。それには，人工的水分・栄養補給（AHN）を行うかどうかなども含まれる。
- 各種合併症を有する超高齢者の誤嚥性肺炎を完全に防ぐことは不可能である。誤嚥の予防に努めることは言うまでもないが，十分な食事を食べさせないといけない，という考えを見直す必要があるかもしれない。
- そもそも超高齢者の基礎代謝は正確にはわかっておらず，必要なカロリーがどの程度かもわかっていない。Hariss-Benedictの式などに従って算出されるエネルギー量や水分量を与えると，多くの場合嘔吐したり，心不全を起こしたりする。超高齢の寝たきりの方が必要とするエネルギー量はおそらくそれよりもかなり少なく，1日600kcal前後で穏やかに，お元気に，半年以上過ごされる方も多い[12]。

7 事前指示書

- 「口から食べられなくなったとき，どうしますか？」高齢者医療に携わり誤嚥性肺炎を考察しはじめると，この質問に行き着く。認知症終末期の患者へのAHNについて，多くの医療者が「導入しないこと」に倫理的な問題を感じているが，同時に「導入すること」にも倫理的な問題を感じている[11]。

- 当院の総合内科では，患者が終末期を迎えつつあると医師が判断したときに「事前指示書」を作成している．具体的な作成手順を**表3**に示した．

表3 「事前指示書」作成の手順例

1) いつからが終末期か
・日本老年医学会は，「病状が不可逆的かつ進行性で，その時代に可能な限りの治療によっても病状の好転や進行の阻止が期待できなくなり，近い将来の死が不可避となった状態」を高齢者における終末期と提言している
・高齢者の老化の個人差は大きく，年齢的要素だけで画一的に対応することは妥当でない場合がある．高齢者がいつから終末期に入るのかについての決定は経験の長い医師でも難しいということをまず認識しておく必要がある
・熟慮の末の判断でも，経過とともに判断の修正が必要となることもしばしばあるため，本人や家族には，「おそらく現時点で終末期に入ったと考えられますが，個人差がありますので100％確実な予測をすることはできません．見通しが変化した場合は再びご説明いたします」と話しておくとよい
2) 患者が終末期に入ったことを家族（特にキーパーソン）に十分に説明する
・時に，患者の急変時に家族が終末期の状況を十分に理解しておらず，トラブルにつながることがある．主治医は，患者が終末期に入ったと判断した場合，わかりやすい言葉で家族に説明し，今後生じうる急変事態について具体的かつ十分に説明しておく
3) 本人・家族への説明，相談内容を記録に残しておく
・担当する医療者や家族側のキーパーソンが変わっても対応できるように記録に残しておくこと．質問に対して十分な回答をしたこと，患者・家族の理解度，受容の具合に関する医療者側の印象も記載しておくとよい
4) 終末期における治療，ケアの選択
・なんびとも，死が近い状態で「苦痛が長引くだけの結果となる延命は望まない」と考えるのが自然である．多少の苦痛は伴うが，「生きながらえるに値する何か」が本人または家族にある場合は，延命という選択肢を選ぶことがあるかもしれない
・終末期に入ったと考えられた場合，主治医は「どのような治療手段やケアを選択するのか，治療やケアの場をどこに置くのか」について本人・家族と話し合う

- そこでは，心肺停止時に心肺蘇生法の実施を希望するかだけでなく，中心静脈や人工栄養など本人が痛みや不快を伴う検査・治療を希望するか，人工透析，胃瘻，輸血，抗菌薬治療，昇圧薬など，個別の状況と必要に応じてそれぞれを希望するか，といった項目にも触れる．患者・家族は終末期の諸症状やお別れ，看取りの実際をイメージできないことも多いため，イラストなどを示したパンフレットなどを使用するのもよいだろう．
- もちろんすべてを決定できるわけでも，また決定しなければならないわけでもない．しかし，終末期を迎えつつある患者の現在の状況と今後起こりうることを事前に患者・家族と話し合うことは必須であり，そのためのコミュニケーションスキル，豊かな人間性を我々医療従事者は生涯をかけて磨く義務がある．

文献

1) 日本呼吸器学会成人肺炎診療ガイドライン2017作成委員会:成人肺炎診療ガイドライン2017. 日本呼吸器学会, 2017.
2) Dragan V, et al:Clin Infect Dis. 2018;67(4):513-8.
3) Bartlett JG:Aspiration pneumonia in adults. UpToDate.
4) Marik P, et al:Chest. 1999;115(1):178-83.
5) El-solh AA, et al:Am J Respir Crit Care Med. 2003;167(12):1650-4.
6) Adachi M, et al:Oral Surg Oral Med Oral Pathol Oral Radiol Endod. 2002;94(2):191-5.
7) Sekizawa K, et al:Lancet. 1998;352(9133):1069.
8) Iwasaki K, et al:J Am Geriatr Soc. 2007;55(12):2035-40.
9) Maeda K, et al:Clin Nutr. 2016;35(5):1147-52.
10) Givens JL, et al:Arch Intern Med. 2010;170(13):1102-7.
11) 日本老年医学会:高齢者ケアの意思決定プロセスに関するガイドライン. 日本老年医学会, 2012.
12) 石飛幸三:「平穏死」のすすめ. 講談社, 2013.

(青島朋裕)

16 肺炎球菌性肺炎に本当に狭域ペニシリンで戦ってよいか？——ペニシリンの投与方法

4章 ゼッタイ押さえておきたい！病原体ごとに異なる診療上の注意点

> **400字で言い切ると…**
>
> 肺炎球菌性肺炎には、度胸の狭域ペニシリン！
>
> ▶ 真のペニシリン耐性肺炎球菌は稀である。肺炎球菌性肺炎が確実であれば、ペニシリン高用量で治療する。
>
> ▶ ニューキノロン系抗菌薬や広域セフェム系抗菌薬，カルバペネム系抗菌薬は温存する。
>
> ▶ 肺炎球菌性肺炎にマクロライド系抗菌薬を単独投与することは避ける。
>
> ➡ 1 p.122
>
> ▶ 必ずしも，新しいニューキノロン系抗菌薬のほうが臨床効果が優れるとは限らない。
>
> ➡ 4 p.126
>
> ▶ 髄膜炎の合併や混合感染などいくつかの例外に注意して狭域ペニシリンで治療すべし。
>
> ➡ 5 p.128

肺炎球菌性肺炎にペニシリン系抗菌薬より効果的なのは？

症例1　外来治療の場合：特に既往のない50代，女性

- 昨日からの急な38℃の発熱と咳，膿性痰の増加，胸部痛のため近医を外来受診した。
- 意識や呼吸状態は問題なく，歩行して受診。
- 体温37.8℃，血圧112/78mmHg，心拍数108回/分，呼吸数20回/分，SpO_2 96%（室内気）。
- 胸部聴診で右背側に山羊音を聴取したため，肺炎を疑い胸部X線検査を施行したところ右中葉野に浸潤影が認められた。尿中肺炎球菌抗原検査は陽性であった。
- 採血は速検できず，喀痰グラム染色を行う器材もない。

悩みどころ

1) ペニシリン耐性肺炎球菌（penicillin-resistant *Streptococcus pneumoniae* ; PRSP）が多いので，ペニシリンは危険なのではないか？
2) 新しいレスピラトリーキノロン系抗菌薬がより効くのではないか？
3) 肺炎ならマクロライド系抗菌薬でもよいのではないか？
4) 尿中肺炎球菌抗原検査陽性のみを根拠に肺炎球菌性肺炎と決めてよいのか？

- CLSI（Clinical Laboratory and Standards Institute）によるペニシリンの感受性判定基準が2008年に見直されており，現在の基準で評価すればPRSPは稀である。肺炎球菌性肺炎であれば，ペニシリン系抗菌薬がいまだに最も有効な薬剤のひとつであり，古典的な狭域ペニシリン［ベンジルペニシリンカリウム（ペニシリンG），アンピシリン（ビクシリン®）］で治療ができる。
- 経口ペニシリンを出す際には消化管からの吸収が良好なアモキシシリン（サワシリン®）を高用量で処方することがポイントである。
- レスピラトリーキノロン系抗菌薬［レボフロキサシン（クラビット®），ガレノキサシン（ジェニナック®），モキシフロキサシン（アベロックス®），シタフロキサシン（グレースビット®）］も有効であるが，ニューキノロン系抗菌薬は緑膿菌や耐性結核の治療に必要な重要な薬剤であり，より安価で狭域なペニシリンで十分に治療できるため，できるだけ温存したい。
- レボフロキサシンよりも，新しいレスピラトリーキノロン系抗菌薬は肺炎球菌に対するMIC（最小発育阻止濃度）がより低いとされるが，新薬が試験管内データの通りに，臨床効果の違いがあるという証明はされておらず，多くはレボフロキサシンで有効である[1]。そもそもより安価なペニシリンで十分に治療できる。
- マクロライド系抗菌薬［アジスロマイシン（ジスロマック®），クラリスロマイシン（クラリス®，クラリシッド®）］の耐性率は84.4%と高く，肺炎球菌に対するマクロライド系

抗菌薬単独投与は避けたほうがよい[2]。
- 肺炎球菌尿中抗原の特異度は良好[3]であり，外来診療で経過をみることができる軽症肺炎であれば，検査結果を根拠に十分量のアモキシシリンで治療可能である[4]。肺炎球菌尿中抗原の解釈と注意点については他項（1章5）を参照。
- **症例1**は通院可能な軽症肺炎球菌性肺炎と診断し，アモキシシリン9カプセル，分3を処方し，外来フォローとした。

症例2　入院治療の場合：COPDがある70代，男性

- 4日前から感冒症状があり，前日から呼吸困難と喘鳴が出現して救急搬送された。
- 冷や汗をかいてぐったりしており，呼吸窮迫している。
- 到着時：体温39.6℃，血圧162/88mmHg，心拍数140回/分，呼吸数32回/分，SpO_2 92％（フェイスマスク10L）。胸部聴診では両側に喘鳴あり。
- 胸部X線所見では右中下肺野にかけて浸潤影あり。
- COPD感染増悪と肺炎の診断でICU入院，まもなく人工呼吸管理となった。
- 吸引喀痰グラム染色はGeckler 4の良好喀痰で，貪食を伴うグラム陽性双球菌が一面にみえる。
- 肺炎球菌尿中抗原陽性。

悩みどころ

1) 肺炎球菌性肺炎でよいのだろうが，重症市中肺炎に対してペニシリン系抗菌薬を，しかも単独でよいのか？　もっと広域な抗菌薬（特にカルバペネム系）のほうがよいのではないか？
2) マクロライド系やニューキノロン系など他剤を併用したほうが効果的なのではないか？

- 肺炎球菌性肺炎に対しては，ベンジルペニシリンカリウムやアンピシリンを十分量で投与すれば効果的であり，第一に選択するべき薬剤である。あまり好きな表現ではないが，鋭いキレ味のある効果が使った者には体感できる。
- 広域セフェム系抗菌薬やカルバペネム系抗菌薬，レスピラトリーキノロン注射薬も有効であるが，狭域ペニシリンより効果が優れるというわけではない。
- むしろカルバペネム系抗菌薬の感受性が悪い株も散見されており[2]，肺炎球菌性肺炎にあえて緑膿菌やアシネトバクター，ESBLs産生菌など耐性菌に有効なカルバペネム系抗菌薬を選択する必然性に乏しい。
- 一方で，混合感染の問題とグラム染色の読みがどの程度信用できるのか，患者の状態や重症度によっては安全域をとり，初期には広めのスペクトラムをとることもある。
- 市中肺炎にβラクタム系抗菌薬単独とマクロライド系抗菌薬を併用しても死亡率は変わ

らないとする大規模研究の結果があるが[5]，ICUで人工呼吸管理が必要となる重症市中肺炎には，マクロライド系やレスピラトリーキノロン系抗菌薬などをβラクタム系抗菌薬に併用しておいたほうがよいという意見もある．特にマクロライド系抗菌薬の併用が生命予後を有意に改善するという報告[6]がいくつかあり，マクロライド系抗菌薬の免疫調整作用のためではないかと考察されているが，実態はまだよくわかっていない．

- **症例2**は重症肺炎球菌性肺炎と判断し，アンピシリン2g（6時間ごと）＋アジスロマイシン500mg（24時間ごと）を点滴静注で開始した．喀痰，血液培養からペニシリン感受性肺炎球菌（penicillin-susceptible *S. pneumoniae*；PSSP）が検出され，状態の改善を確認した上でアンピシリン1g（6時間ごと）単剤で治療を継続した．

2 PRSPというからにはペニシリンなんて効かない？

- かなり前に，肺炎球菌のペニシリンブレイクポイントMICが改訂されている[7]．
- 以前はペニシリンのMICが0.06mcg/mL以下で感受性（susceptible；S），2mcg/mL以上で耐性（resistant；R）と判定されていたために，多くの菌株がペニシリン耐性肺炎球菌（PRSP）と判定された．
- しかし2008年に肺炎球菌感受性判定基準が改訂され，髄膜炎を除き2mcg/mL以下が感受性（S），4mcg/mLが中等度耐性（intermediate；I），8mcg/mL以上が耐性（R）と判定されるようになった（**表1**）．

表1 肺炎球菌感受性判定基準

抗菌薬	対象疾患	感受性（S）	中等度耐性（I）	耐性（R）
2008年まで	区別なし	≦0.06	0.1〜1	≧2
2008年以降	非髄膜炎	≦2	4	≧8
	髄膜炎	≦0.06		≧0.12

- 以前の判定基準では耐性（R）や中等度耐性（I）でペニシリン耐性肺炎球菌（PRSP），中等度耐性肺炎球菌（PISP）と判断されても，肺炎球菌性肺炎は狭域ペニシリンで治療が可能であったため，実際の臨床効果との乖離があった．
- 当院で分離された肺炎球菌を以前の判定基準から新規の判定基準に修正してみると多くは感受性（S）であり，本当のPRSPはきわめて稀である（**図1**）．しかしながら，以前の判定基準は髄膜炎の場合にはそのまま適応されるため，肺炎球菌性髄膜炎を治療する際にはPRSPが多いと考えてエンピリック治療を考慮する必要が残る．

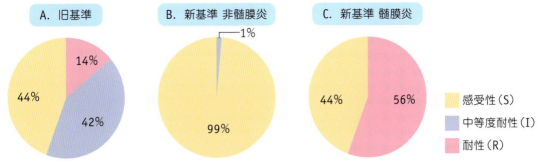

図1 当院で分離された肺炎球菌を旧基準から新基準で修正した場合のS, I, Rの割合

- ペニシリン耐性肺炎球菌の増加に警鐘が鳴らされ、レスピラトリーキノロン系抗菌薬など新薬がプロモーションされたが、新しい判定基準に修正すると実際のPRSPはきわめて稀であることがわかる（JCHO東京高輪病院2015年データでは1％未満）。
- 以下の点に問題がなければ、肺炎球菌性肺炎は狭域ペニシリンで治療することができる（ペニシリンで積極的に治療するべきである）。

- 本当に肺炎球菌に間違いはないか？
- 重症度は？
- 混合感染はないか？
- 合併症はないか？（特に髄膜炎）

3 なぜ、狭域ペニシリンがためらわれるのか？

- 現実には狭域ペニシリンを選択しない、できない、されていないことが散見される。理由として**表2**のような意見を聞くことが多い。
- aについてのPRSPについての誤解は既述の通りである。
- bは抗菌薬の根本的な理解の問題につながるため、ここに納得ができない

表2 狭域ペニシリンを選択しない（使わない）理由

a	ペニシリン耐性肺炎球菌（PRSP）という用語を誤解
b	狭域スペクトラム≒弱い抗菌薬という誤解
c	混合感染が心配
d	グラム染色や尿中抗原検査結果だけで信用してよいのか疑問
e	併用のほうがより効果があるのではないか
f	使ったことがない
g	頻回点滴が現場では受け入れてもらえない

場合には他書で原則を学ぶ必要があると思われる[8]。広域抗菌薬は抗菌スペクトラムが広いという意味であり、決して微生物ごとに必ずしも強いわけではない。ペニシリンは狭い抗菌薬であるが、肺炎球菌には強い抗菌薬である。

- もっともな懸念としてc〜eがある。市中肺炎の20％程度に混合感染がみられるとの報告[9]があり、グラム染色も検体の質や検者の能力に左右される。マイコプラズマやクラミドフィラなど非定型肺炎を生じる微生物はグラム染色ではみえず、混合感染の有無の

判断は難しい。一方で軽～中等症の市中肺炎のエンピリック治療で非定型肺炎を生じる微生物をルーチンにカバーしても予後が改善するという根拠は十分ではない。
- 実際には重症度の評価や，検鏡の能力を加味して，症例ごとに狭域ペニシリン単独で治療が可能かを決定していくのが現実的と思われる。重症度が低ければ，むしろ少ない混合感染を過剰に懸念する必要性は低いと思われるため狭域ペニシリンによる治療が妥当かもしれず，一方で同程度の重症度であっても，普段グラム染色をみていない研修医が行った喀痰グラム染色での夜間電話コンサルテーションの信憑性は低いと考えて，そのような場合にはセフトリアキソン（ロセフィン®）で治療を開始するかもしれない。
- マイコプラズマ，クラミドフィラなどの非定型微生物をルーチンにカバーするかどうかは議論の余地があるが，ICU管理を要する重篤な肺炎球菌性肺炎に限ってはマクロライド系抗菌薬併用群の予後がよいという報告もあり[6]，重症例での初期にはペニシリン系抗菌薬単独ではなく，アジスロマイシン点滴を併用することもある。

4 肺炎球菌性肺炎に対するペニシリンの使い方

外来の場合―肺炎球菌尿中抗原陽性

- 外来でのペニシリンの使い方を**表3**に示す。

表3　外来でのペニシリンの使い方

●アモキシシリンを十分量，内服
●アモキシシリン250mg，6～12カプセルを分3，内服*
●ペニシリンアレルギーのある患者では，レボフロキサシン500mg，1日1回，内服

*保険適用は1,000mgまでであるが，「適宜増減」可能

- 点滴通院や往診では，セフトリアキソンのような半減期の長い1日1回投与できる点滴薬を使用してもよい。
- レボフロキサシンも点滴薬で1日1回投与が可能であるが，経口薬の消化管からの吸収が良好な薬剤であるため，外来治療可能な肺炎であればあえて点滴薬を使用する必要性は乏しい。
- **表2**のf, gについては，実際に使用してもらい，徐々に慣れて受け入れてもらうしかないであろうが，特に頻回点滴についてはPK/PDモデルなどを説明して，必要な治療法であることを現場に理解してもらうよう地道に教育することで，筆者が勤務していた病院ではまったく問題がなく受け入れられてきた。
- 新規のレスピラトリーキノロン系抗菌薬ももちろん有効であるが，必ずしも他剤にまさるわけではない。ましてやレボフロキサシンが無効である患者に対して，それらへの変更をする意義は乏しいと思われる（レボフロキサシン→ガレノキサシン→シタフロキサシンサイクル治療を避ける）。

- 日常に頻用される薬剤の中でも，肺炎球菌性肺炎に選択してはならない，しないほうがよい薬剤としては，肺炎球菌の耐性が多いマクロライド系抗菌薬単独投与，肺炎球菌への活性が乏しいシプロフロキサシン（シプロキサン®）のようなレスピラトリーではないニューキノロン系抗菌薬，消化管からの吸収が不良なために効果が不安定な不十分量の第3世代セフェム系経口抗菌薬［セフカペン（フロモックス®），セフジトレン（メイアクトMS®），セフジニル（セフゾン®）など］が挙げられる。
- 他項で既述されている通り，ニューキノロン系抗菌薬を処方する場合には結核に注意をはらう。

入院の場合──喀痰グラム染色でグラム陽性双球菌がみえた！

- 入院の場合のペニシリンの使い方を表4に示す。

表4 入院の場合のペニシリンの使い方

- ベンジルペニシリンカリウム300〜400万単位を生食100mLに溶かし，1日6回4時間ごと。1日1,800万〜2,400万単位

または

- アンピシリン2gを生食100mLに溶かし，1日4回6時間ごと。1日8g

頻回の点滴投与がどうしても困難であれば，

- セフトリアキソン2gを生食100mLに溶かし，1日1回

重篤なβラクタムアレルギーの場合には，

- レボフロキサシン500mgを生食100mLに溶かし，1日1回

- グラム染色の検体が良好であり，観察したものの信頼度が高ければ，中等症までであれば悩まずに高用量の狭域ペニシリンで治療してよい。その際に肺炎球菌尿中抗原も陽性であれば，より確信が持てるであろう。

ICUに入るような重症の場合

- 後がない状況での混合感染の懸念，マクロライド併用のほうが予後がよい可能性も示唆されることなどから，狭域ペニシリン単独での治療は議論の余地のあるところである（表5）。

表5 ICUに入るような重症の場合のペニシリンの使い方

喀痰グラム染色と尿中肺炎球菌抗原陽性により肺炎球菌性肺炎が確実な場合には，
- 高用量のベンジルペニシリンカリウムあるいはアンピシリン単独

あるいは，上記に加えて，
- アジスロマイシン点滴500mg，1日1回

- 肺炎球菌尿中抗原検査陽性のみの場合や喀痰グラム染色所見に自信が持てない場合は無理に狭域ペニシリン高用量投与にこだわる必要はなく，培養感受性判明後にde-escalationすればよい。
- βラクタム系抗菌薬［セフトリアキソンやアンピシリン・スルバクタム（ユナシン®-S）3gを6時間ごと，1日12g］に加えて，アジスロマイシンやレボフロキサシンの併用を

感受性が判明するまで行う．
- COPDや気管支拡張症など高度の肺障害がある，医療関連感染の要素があるなどの状況であれば緑膿菌などブドウ糖非発酵菌を含むグラム陰性菌も広域にカバーする目的で，広域なβラクタム系抗菌薬［ピペラシリン・タゾバクタム（ゾシン®），カルバペネム系（メロペネム：メロペン®など），セフェピム（マキシピーム®）］を使うこともある．
- 肺炎球菌性肺炎の治療に第3世代セフェム系のセフトリアキソンやセフォタキシム（クラフォラン®）はよい選択であるが，同じ第3世代セフェム系に分類されるセフタジジム（モダシン®）は肺炎球菌への活性が低いために選択してはいけない[10]．

5 細菌性髄膜炎が合併したら？

- 頭痛，意識障害，項部硬直のある症例では積極的に腰椎穿刺を行い，細菌性髄膜炎の合併を除外する．
- 同じ肺炎球菌による感染症でも髄膜炎がある場合において，肺炎球菌の感受性は以前の判定基準がそのまま適応される．
- 肺炎と比較して，髄膜炎ではペニシリンの組織移行が十分ではなく，肺炎球菌の感受性によってはペニシリンを十分量で使用しても治療不良になる恐れがある．
- 肺炎球菌による細菌性髄膜炎の合併を疑う場合には，高用量のセフトリアキソン2g，1日4g（12時間ごと）に加えて，バンコマイシンを感受性判明まで併用しておく必要がある[11]．髄膜炎においてはデキサメタゾン（デカドロン®）も併用する[11]．

6 まとめ

- 肺炎球菌性肺炎は狭域ペニシリンで治療することができる．
- 自信を持って肺炎球菌性肺炎を狭域ペニシリンで治療できるようになるためには，提示したいくつかの注意点，例外事項を押さえた上で行うように注意して経験を積むとよい．
- 高層ビルの屋上から飛び降りる行為はまさに自殺行為であるが，通常のプールの飛び込みは決して自殺行為ではなく，勇気と練習を積めばできるようになる．的確に評価，診断された肺炎球菌性肺炎を狭域ペニシリンで治療することは決して自殺行為のような危険な治療行為ではなく，正当な治療行為である．
- それに必要なのは的確な評価と診断，そして勇気である．

文献

1) Mandell GL：Mandell, Douglas, and Bennett's Principles and Practice of Infectious Diseases. 7th ed. Bennett JE, et al, ed. Churchill Livingstone, 2010, p497-9.
2) 厚生労働省院内感染対策サーベイランス事業：検査部門 JANIS（一般向け）期報・年報（2016年1月～12月年報）．（2018年12月閲覧）
   https://janis.mhlw.go.jp/report/open_report/2016/3/1/ken_Open_Report_201600.pdf
3) Ishida T, et al：J Infect Chemother. 2004；10(6)：359-63.
4) Oka H, et al：J Infect Chemother. 2009；15(2)：108-12.
5) Postma DF, et al：N Engl J Med. 2015；372(14)：1312-23.
6) Martin-Loeches I, et al：Intensive Care Med. 2010；36(4)：612-20.
7) 福井次矢，他（日本語版監修）：ハリソン内科学 第5版（原著第19版）．メディカル・サイエンス・インターナショナル，2016, p980-1.
8) 青木 眞：レジデントのための感染症診療マニュアル．第3版，医学書院，2015.
9) Lieberman D, et al：Thorax. 1996；51(2)：179-84.
10) 岩田健太郎，他：抗菌薬の考え方，使い方 ver.4 魔弾よ，ふたたび…．中外医学社，2018.
11) Tunkel AR, et al：Clin Infect Dis. 2004；39(9)：1267-84.

〔岡　秀昭〕

4章 ゼッタイ押さえておきたい！病原体ごとに異なる診療上の注意点

17 マイコプラズマ肺炎でのマクロライド耐性はどれくらい問題なのか？
——マクロライドの適応を考える

400字で言い切ると…

マクロライド耐性菌が増えているからといって、
ルーチンにキノロンを使用しない！

▶ *Mycoplasma pneumoniae* の気道からの検出は，保菌と急性気道感染症，肺炎の区別が意外と難しい．年齢により感染率と感染部位が異なるのがポイントである．

→ 1 p.131

▶ *M. pneumoniae* の感染は，2〜3週まで長引くが，自然軽快するのが特徴である．診療にあたっては以下の点に注意する．
①*M. pneumoniae* 気管支炎に抗菌薬は不要である．
②小児の市中肺炎では *M. pneumoniae* 肺炎が多いが，抗菌薬のメリットは示されていない．
③成人の市中肺炎で *M. pneumoniae* をルーチンにカバーする必要はない．

→ 2 p.133

▶ *M. pneumoniae* に対する抗菌薬の選択肢は限られている．マクロライド耐性菌が出現してきた中での抗菌薬の乱用は，さらなる耐性化につながる．
▶ マクロライド耐性菌が出現して以降も，日本小児科学会の指針（2013）では，第一選択薬はマクロライド系抗菌薬のままである．マクロライド系抗菌薬では，解熱までに2日以上要するが軽快することが多い．

→ 3 p.134

1 咽頭からM. pneumoniaeを検出！気管支炎？肺炎？それとも保菌？…どうやって判定する？

気管支炎 vs. 肺炎

- *M. pneumoniae*は，飛沫感染によりヒトヒト伝播し，呼吸器系表皮細胞へ感染する。大半は気管支炎を呈し，肺炎を呈する例は約10％にすぎない（75〜100％が難治性乾性咳嗽，3〜10％が肺炎という報告あり[1]）。

- *M. pneumoniae*感染症は，微熱と乾性咳嗽の遷延が特徴であり，2〜3週間続いて徐々に自然軽快する（図1）[2]。肺炎の発症経過は肺炎球菌性肺炎に比して緩徐である。肺炎にまで進展しても肺炎球菌性肺炎ほどの重症感はなく，無治療でも致死的になることは稀である。それゆえに「歩く肺炎」と称される。診察所見上，肺炎を疑わせる異常所見を認めないことも多い。

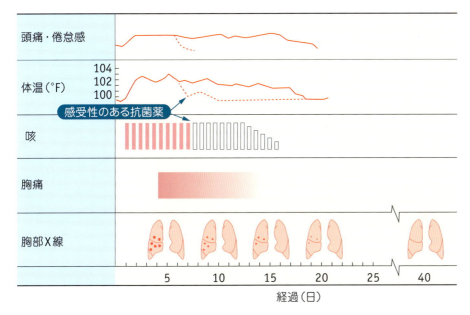

図1 マイコプラズマ肺炎の自然経過　　　　　　　　　　（文献2より改変）

- 胸部X線検査なしに，臨床的に*M. pneumoniae*による気管支炎と肺炎を区別するのは難しい。肺炎では，胸部X線で両側下葉の網状結節影や斑状浸潤影を呈する。細気管支への波及や，小児における鋳型気管支炎（plastic bronchitis）では，無気肺を伴う。

- 胸部X線で市中肺炎疑いの陰影を認めたときに，原因菌として*M. pneumoniae*を推定できる診断ツールは小児では確立されていない。成人では，日本呼吸器学会の『成人肺炎診療ガイドライン2017』[3]で，細菌性肺炎との鑑別スコア（☞2章10）が提示された。1〜5の5項目中3項目以上認めた場合を非定型肺炎（*M. pneumoniae*および*Chlamydophila*）とすると，感度84％，特異度87％であった。

保菌 vs. 気道感染症

- M. pneumoniaeは，すべての年齢に感染しうる。大部分は学童期・思春期で，5～15歳にピークがある。
- 5歳未満の小児では，肺炎の原因菌を上気道に保菌している率が高く（最大2/3），肺炎球菌とインフルエンザ桿菌については示されている[4]。M. pneumoniaeの保菌の詳細は示されていなかったが，近年，小児（3カ月～16歳）における気道感染症児の16％，無症候児の21％からM. pneumoniaeのDNAが検出されたと報告された[5]。
- また，M. pneumoniaeは症状が軽快した後も数週間排菌し続ける。マクロライド耐性菌が問題になる以前の研究において，35人のボランティアへの抗菌薬投与後，24時間以内に解熱したにもかかわらず，テトラサイクリンを投与された25例中8例，エリスロマイシンを投与された10例中5例が治療終了後も排菌し続けていた[6]。

年齢による感染部位の違い

- M. pneumoniae感染症の病態・症候は，年齢によって異なる。3～5歳未満では上気道の感染症であり，鼻炎（coryza）を呈する。また，細気管支炎の原因の5％を占める[2]。特に3歳未満では肺炎をきたすことはほぼない。
- 5～20歳では，上気道の感染症（鼻炎・咽頭炎・中耳炎）と気管気管支炎（tracheobronchitis）を呈する。M. pneumoniaeによる咽頭炎は非滲出性でリンパ節腫脹は稀である。さらに，この年齢層では肺炎への進展がある[2]。入院を要する市中肺炎に占めるM. pneumoniaeの割合は，小児では15～30％である[7]。このようにM. pneumoniaeは，鼻咽頭から口腔咽頭，下気道へと進展する点においてインフルエンザと似るが，そのスピードは緩徐である。
- 成人では肺炎が主である。ただし，65歳以上に限るとM. pneumoniaeが肺炎の原因になる頻度はかなり減る。市中肺炎に占めるM. pneumoniaeの割合は，若年者：2.8～15％，高齢者：0～3.2％であった[8]。また，急性気管支炎に占めるM. pneumoniaeの割合は0.8～4.1％にすぎず，2015年の韓国の報告でも0.2％（18歳以上の急性気管支炎435例中1例のみ）と稀であった[9]。

肺か vs. 肺外か

- 稀に，肺外感染症が主たる病態となったり，合併することがある。たとえば，脳炎が同時期に複数症例発生したのを契機として，M. pneumoniaeの流行が探知されることがある[10]。また，血清学的に診断されたM. pneumoniae感染症のうち，7％が中枢神経系感染症であったという報告や，4.5％または9.2％が心炎（心筋炎，心外膜炎，心筋心外膜炎）であったという報告がある。骨髄移植患者が心外膜炎になり，PCRで心嚢水のM. pneumoniae感染症が証明された報告がある。皮膚粘膜病変として，Stevens-Johnson症候群の22％がM. pneumoniae感染症であったという報告もされている[2]。

- 非常に稀だが，劇症型 M. pneumoniae 感染症が報告されている。血小板減少などの汎血球減少，凝固障害（播種性血管内凝固障害）がよくみられ，皮膚，肺（ARDS），副腎，心外膜などが侵される。寒冷凝集素の高値が特徴的で，血管内溶血，毛細血管閉塞を伴う Raynaud 現象，腎障害，四肢末端の壊疽をきたす。

2 M. pneumoniae 感染症は「長引くが，勝手に治る」のが特徴。では，抗菌薬治療が必要なのはどんな場合？

M. pneumoniae 気管支炎

- ルーチンに治療することは推奨されていない。成人の急性気管支炎で，エリスロマイシン（250mg，1日4回，10日間）とプラセボとを比較した二重盲検ランダム化比較試験が1996年に報告されている。M. pneumoniae が陽性かどうかに関係なく，エリスロマイシンを投与してもしなくても，咳症状，咳止めの使用，全身倦怠感などに有意差を認めなかった[11]。

M. pneumoniae 肺炎

- 肺炎では，抗菌薬は適応になる。しかし，小児の M. pneumoniae による下気道感染症（気管支炎・市中肺炎）に対する抗菌薬治療の明らかな有益性は認められていない[12]。成人では，市中肺炎のエンピリカル治療において，非定型病原体をカバーした抗菌薬治療の明らかな有益性は認められていない[13]。したがって，M. pneumoniae 肺炎として治療するかは個々の症例ごとの臨床判断により決定する。
- マクロライド感受性菌であれば，in vitro ではマクロライド系抗菌薬（特にアジスロマイシン）のほうがテトラサイクリン系抗菌薬，キノロン系抗菌薬よりも活性が強い。これらの抗マイコプラズマ薬はいずれも臨床的に有効であったという報告があるが，どの系統がより優れているかは示されていない。

アウトブレイク時

- M. pneumoniae 肺炎のアウトブレイク時や，集団発生リスクの高い閉鎖的な状況では，予防的な抗菌薬投与が有用である[14]。
- ただし前述のように，抗菌薬で軽快した後も除菌はできず，排菌は何週間も続く。

3 *M. pneumoniae*に効く抗菌薬は限られている！3系統の抗菌薬をどう使いわける？

小児・妊婦における選択肢 update

- *M. pneumoniae*の感染者の大半は小児であり，小児や小児に関わる妊婦に対する選択肢を把握しておく必要がある。
- マクロライド系抗菌薬は，米国食品医薬品局（FDA）の妊娠リスクカテゴリーで，エリスロマイシンとアジスロマイシンはBであり，クラリスロマイシンはCである。
- テトラサイクリン系抗菌薬は，8歳未満ではエナメル質形成不全などを起こすことがあるため，妊婦では催奇形性の報告があるため，それぞれ禁忌とされてきた（FDAの妊娠リスクカテゴリー：D）。しかし，ドキシサイクリンの使用に関して歯の色素沈着や催奇形性は報告されておらず，第一世代のテトラサイクリンとは異なることが報告された[15]。本邦のドキシサイクリンとミノサイクリンの添付文書では，8歳未満の小児への使用に関して，他薬剤が使えない場合や無効な場合に使用するよう記載されている。
- キノロン系抗菌薬は，成長途中の動物で荷重関節軟骨の障害を認めたことから，FDAでは18歳未満での使用を推奨していない（FDAの妊娠リスクカテゴリー：C）。本邦の添付文書では，小児および妊婦には禁忌とされている。しかし，キノロン系抗菌薬を小児に使用した近年の報告において，5年間フォローしても筋骨格系有害事象は増えなかった[16]。また，妊婦に使用しても軟骨障害や先天奇形の増加はみられなかった[17]。
- 日本では，トスフロキサシンの小児用製剤が認可されている。これはシプロフロキサシン，ノルフロキサシンに比して，動物実験で関節軟骨障害とQT延長の影響が少ないことが根拠となっている[18]。トスフロキサシンは小児の中耳炎・市中肺炎で適応がある〔ペニシリン耐性肺炎球菌（PRSP），βラクタマーゼ非産生アンピシリン耐性インフルエンザ菌（BLNAR-*H. influenzae*），*M. pneumoniae*を含む〕が，他の薬剤が無効な場合に使用するよう記載されている。妊婦では禁忌とされる。

QT延長×マクロライド系抗菌薬＝突然死？

- マクロライド系抗菌薬とキノロン系抗菌薬は，QT延長リスクがある。特に，他剤との併用，女性，低カリウム血症，低マグネシウム血症，徐脈がリスクである。日本産婦人科医会から，QT延長，突然死の家族歴を有する妊婦が肺炎疑いでアジスロマイシンを投与され，翌日に死亡した例が報告され，注意喚起されている[19]。

*M. pneumoniae*の耐性化の懸念

- *M. pneumoniae*のマクロライド耐性株は，2000年以降に日本各地で分離されるようになり，小児で急速に拡大して耐性率は80％に達した。2008年には成人でも検出され，2012年には，耐性率は高い地域で60％以上に達した[20]。その後，大阪府での調査にお

いて流行株の変化がみられ（マクロライド耐性1型菌からマクロライド感受性2型または2c型へ），これに伴い2015年は耐性率が低下した（2013年：66.7％，2014年：73.3％，2015年：41.8％）。またこの調査で，一次医療機関と二次医療機関での耐性率（2015年）はそれぞれ12.8％，54.1％であり，一次医療機関での耐性率は低いことがわかった[21]。耐性率は地域差も大きく，流行状況や診療の場，マクロライド使用歴などに左右される。

- 日本の抗菌薬使用状況として，経口抗菌薬の使用量に占めるマクロライド系抗菌薬の割合が高い（30％）ことが問題視されており[22]，M. pneumoniaeの点変異によるマクロライドの耐性化の原因と推測されている[23]。
- M. pneumoniaeに有効な抗菌薬はもともと限られているため，さらなる耐性化をきたすと，使用に制限のある小児での選択肢を失う危険性が高い。キノロン系は点変異が起こりやすい。実際，2005年には in vitro での耐性化が報告されている[24]。一方，テトラサイクリン系抗菌薬は耐性化しにくいとされている。したがって，マクロライド耐性だからといってキノロン系を乱用しないことが重要である。

マクロライド耐性 M. pneumoniae 肺炎に対する治療

- 耐性菌かどうかの判定は一般医療機関ではできないが，次の2つの方法が考えられる。①分離培養して薬剤感受性を評価する，②23SリボソームRNAドメインVの点変異（A2063G，A2063T，A2064G）をシークエンスによって確認する。マクロライド耐性M. pneumoniaeに対するマクロライドの最小発育阻止濃度（MIC）は64μg/mL以上で，抗マイコプラズマ作用は認めない[7]。
- マクロライド耐性M. pneumoniaeに対してマクロライドで治療すると，有熱期間や咳など臨床症状がやや長引く。治療後の平均有熱期間を比較した小児の後方視的研究によると，クラリスロマイシン 3.15日（n＝23），アジスロマイシン 3.06日（n＝27），トスフロキサシン 2.31日（n＝62），ミノサイクリン 1.83日（n＝38）であった。しかし，いずれの治療でも最終的には治癒していた[25]。理由としては，マクロライド系抗菌薬に免疫修飾作用があることが関係しているのではないかと推測されている。
- また，マクロライド耐性率が80％以上に達した中国で，アジスロマイシンの開始タイミングの違いによる全有熱期間（治療前＋治療後）を比較した研究がある。これによると，タイミングによらず全有熱期間に差を認めなかった。つまり，発症から72時間以内に開始した場合と72時間以降に開始した場合とで，解熱までの期間は7.17±4.12日，4.82±3.99日（$P<0.01$）と差があったが，全有熱期間は9.02±4.58日，9.57±4.91日（$P=0.212$）と差を認めなかった[26]。マクロライドを早期に投与してもすぐに解熱しにくいことは，マクロライド感受性菌でも報告されている[27]。したがって，治療開始のタイミングを考慮せずに，抗菌薬開始後の有熱期間のみをもって耐性菌かどうかを判定するのは難しいかもしれない。
- マクロライド耐性菌に対してテトラサイクリン系抗菌薬（ドキシサイクリン，ミノサイ

クリン）とトスフロキサシンを比較した場合，トスフロキサシンは3日後の菌量を減少させる効果や24時間以内に解熱した割合が劣っていた（ドキシサイクリン81.3％，ミノサイクリン57.7％，トスフロキサシン30.8％，$P<0.05$）[7]。パズフロキサシンは活性が低く選択肢として推奨されない[28]。

- まとめると，マクロライド耐性 M. pneumoniae はマクロライドで治療した場合，2日以上かかって解熱し，治癒する。2013年の日本小児科学会「小児呼吸器感染症診療ガイドライン2011追補版」[29]では，マクロライドを第一選択とし，「2～3日以内の解熱でおおむね」有効性を評価することが推奨されている。成人で，特にマクロライド耐性率が高い地域や流行期には，テトラサイクリン系を第一選択とする。
- M. pneumoniae の流行株には経年的に波があることから，各地域で今後の耐性化の動向に注目し，抗菌薬の使用戦略を見直していく必要がある。なお繰り返しになるが，キノロン系は有効性が劣っている点に加え，さらなる耐性化が危惧されることから，第一選択にしない。

【小児の初期レジメン例】
レジメン例①
- CAM（クラリシッド®・ドライシロップ10％小児用）（100mg／1g：99.3円）
  15mg／kg／日，分2～3，経口，10日間[29]

レジメン例②
- AZM（ジスロマック®細粒小児用10％）（100mg／1g：342円）
  10mg／kg／日，分1，3[29]～5日間

【成人の初期レジメン例】
レジメン例①
- DOXY（ビブラマイシン®錠100mg）（21.9円）
  100mg×2回／日（2錠，分2），7～14日間

レジメン例②
- MINO（ミノマイシン®錠50mg）（24.6円）
  100mg×2回／日（4錠，分2），7～14日間

レジメン例③
- CAM（クラリシッド®錠200mg）（91.4円）
  200～400mg×2回／日（2～4錠，分2），7～14日間

レジメン例④
- AZM（ジスロマック®SR成人用ドライシロップ2g）（2041.9円）
  2g，単回，1日間
  または
- AZM（ジスロマック®錠250mg）（300.9円）
  500mg×1回／日（2錠，分1），3～5日間

文 献

1) Mansel JK, et al：Chest. 1989；95(3)：639-46.
2) Baum SG：Mandell, Douglas, and Bennett's Principles and Practice of Infectious Diseases. 7th ed. Bennett JE, et al, ed. Churchill Livingstone, 2014.
3) 日本呼吸器学会成人肺炎診療ガイドライン2017作成委員会：成人肺炎診療ガイドライン2017. 日本呼吸器学会, 2017.
4) Abdullahi O, et al：Pediatr Infect Dis J. 2008；27(1)：59-64.
5) Spuesens EB, et al：PLoS Med. 2013；10(5)：e1001444.
6) Smith CB, et al：N Engl J Med. 1967；276(21)：1172-5.
7) Okada T, et al：Clin Infect Dis. 2012；55(12)：1642-9.
8) van Heijl I, et al：Drugs Aging. 2018；35(5)：389-98.
9) Park S, et al：J Korean Med Sci. 2015；30(10)：1446-52.
10) Walter ND, et al：J Infect Dis. 2008；198(9)：1365-74.
11) King DE, et al：J Fam Pract. 1996；42(6)：601-5.
12) Gardiner SJ, et al：Cochrane Database Syst Rev. 2015；1：CD004875.
13) Eliakim-Raz N, et al：Cochrane Database Syst Rev. 2012；(9)：CD004418.
14) Gray GC, et al：Clin Infect Dis. 2001；33(7)：983-9.
15) Cross R, et al：Expert Opin Drug Saf. 2016；15(3)：367-82.
16) Bradley JS, et al：Pediatrics. 2014；134(1)：e146-53.
17) Bar-Oz B, et al：Eur J Obstet Gynecol Reprod Biol. 2009；143(2)：75-8.
18) Furubo S, et al：Chemotherapy. 2010；58(Suppl 2)：12-23.
19) 妊産婦死亡症例検討評価委員会：母体安全への提言 2011.（2018年11月閲覧）
    http://www.jaog.or.jp/all/document/botai_2011.pdf
20) Miyashita N, et al：BMC Infect Dis. 2012；12：126.
21) 国立感染症研究所：IASR 大阪府におけるマクロライド耐性肺炎マイコプラズマの検出率の低下傾向. 2016.（2018年11月閲覧）
    https://www.niid.go.jp/niid/ja/id/1045-disease-based/ma/mycoplasma-pneumonia/idsc/iasr-in/6774-439d05.html
22) 厚生労働省：薬剤耐性（AMR）対策アクションプラン.（2018年11月閲覧）
    http://www.mhlw.go.jp/stf/seisakunitsuite/bunya/0000120172.html
23) Spuesens EB, et al：J Infect. 2014；69 Suppl 1：S42-6.
24) Gruson D, et al：Antimicrob Agents Chemother. 2005；49(3)：1190-3.
25) Kawai Y, et al：Antimicrob Agents Chemother. 2013；57(5)：2252-8.
26) Yang D, et al：PLoS One. 2018；13(1)：e0191951.
27) 後藤幹生, 他：小児臨. 2002；55(10)：1931-7.
28) 日本マイコプラズマ学会：肺炎マイコプラズマ肺炎に対する治療指針. 2014.（2018年11月閲覧）
    http://plaza.umin.ac.jp/mycoplasma/guidelines/
29) 小児呼吸器感染症診療ガイドライン作成委員会：小児呼吸器感染症診療ガイドライン2011追補版. 2013.

（久保健児）

4章 ゼッタイ押さえておきたい！病原体ごとに異なる診療上の注意点

18 インフルエンザウイルスと肺炎——ウイルスそのものによる肺炎とインフルエンザ後肺炎

400字で言い切ると…

流行期の肺炎では、全例でインフルエンザの関与を考える

- ▶ 高齢者では呼吸器症状を伴わずに"せん妄"や"心不全の増悪"などの症状のみが目立ち，呼吸症状がはっきりしないこともある。

　→ 2 p.139

- ▶ 流行期以外には他のライノウイルスやコロナウイルスなどの感冒と区別することは困難である。

- ▶ PCRは感度，特異度ともに優れているが，重症例ではPCRの結果を待たずに臨床的診断で治療と感染対策を開始する。

　→ 3 p.140

- ▶ 近年ではアマンタジン，リマンタジンの耐性の問題から，治療が必要な場合にはノイラミニダーゼ阻害薬の中から選択する。

　→ 4 p.141

- ▶ インフルエンザの合併症で多いものは肺の合併症であり，一次性ウイルス性インフルエンザ肺炎，二次性細菌性肺炎，慢性閉塞性肺疾患（COPD）の急性増悪などが主なものである。

　→ 5 p.143

1 インフルエンザウイルス

- インフルエンザはオルソミクソウイルスに属し，脂肪に富むエンベロープを持った一本鎖RNAウイルスであり，インフルエンザA, B, Cがある。インフルエンザCはヒトに病気を起こさず，インフルエンザBは1種類のみだが，インフルエンザAは多種類存在し，16のヘマグルチニン（HA）と9つのノイラミニダーゼ（NA）遺伝子の組み合わせによって特徴づけられる[1]。

- 16あるHAのうち，ヒトの病気を起こすことが報告されているのはH1, H2, H3, H5, H7, H9の6種類のみである。20世紀に入ってからのインフルエンザの歴史の中で全世界での流行，すなわちパンデミックは4回あり，1918年のスペインかぜ，1957年のアジアかぜ，1968年の香港かぜと，2009年の豚由来のH1N1（2009 pdm H1N1）である。今後も同様のパンデミックが時期は不明ながら起こることは確実である。

- 全世界で流行してしまう理由は，新しく出現した株にほとんどのヒトが免疫を持たないためであり，通常のエピデミックのように高齢者や幼児だけでなく，青壮年層に重症，死亡例を起こすことが特徴である。これらパンデミックの後にはそれ以前に流行していた株は消えるのが通常である[2]（図1）。

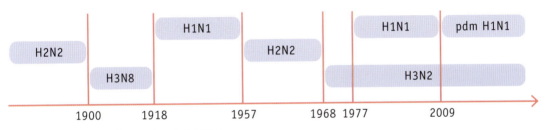

図1 インフルエンザAサブタイプの歴史

2 インフルエンザの症状

- インフルエンザの症状は1〜2日の潜伏期の後に，急に始まる高熱，悪寒・戦慄，咳，痰，頭痛，筋肉痛などのいわゆる「インフルエンザ様症状」であり，生来健康なヒトであっても動けなくなるほどであるが，通常は特別な治療なしに，自然に治る。

- 特に高齢者では呼吸器症状を伴わずに"せん妄"や"心不全の増悪"などの症状のみが目立ち，呼吸症状がはっきりしないこともある点に注意が必要である。

3 インフルエンザの診断

- インフルエンザ流行期には急性発症の熱，咳，痰のみで臨床診断してもよい[3]。軽症例は見逃すことになるが，呼吸器症状のある患者さんにはレスピラトリーエチケットを守るよう指導すれば，プラクティスとして問題はない。流行期以外には他のライノウイルスやコロナウイルスなどの感冒と区別することは困難である。
- 臨床上，迅速抗原検査をどのように用いるかはまだ定まっていない[4,5]が，流行期には感度が悪く，非流行期には特異度が悪くなる可能性を念頭に置く（表1）[5]。2009年のH1N1のパンデミックのときに問題になったように，感度が低いことを認識せずに，インフルエンザ肺炎による重症呼吸不全の患者に抗原陰性というだけで必要な抗ウイルス薬が投与されないという事態があったが，これは今後，避けるべき事態である。

表1　インフルエンザ迅速抗原検査の特徴

長所	15分以内で迅速かつ簡単にできる
	外来やベッドサイドで行える
短所	インフルエンザのアクティビティが高いときは特に感度が低い（10～70％）
	特異度は高い（90～95％）が，インフルエンザのアクティビティが低いときには偽陽性もある
陽性になりやすい因子	インフルエンザ様症状・徴候あり
	有病率
	発症後24～72時間
	スワブは製造業者指定のものを使う
臨床上の使い道	流行期には臨床診断で十分である
	流行期には感度が低いので，陰性のときに診断を放棄しないことが一番重要なことである

（文献5より改変）

- ウイルス培養やペア血清による抗体検査は疫学的な研究のためには重要であるが，時間がかかるので臨床的には使用できない。
- PCRは感度，特異度（ウイルス培養とともにゴールドスタンダードとなることも多い）ともに優れている。CDCの開発したものはA，Bなどのタイプや，H1，パンデミックH1N1，H3，H5N1なども含めて主なサブタイプまで区別できる[6]ため，臨床上疑わしく，迅速検査が陰性の重症例では考慮したい検査である。このような重症例では，PCRを待たずに臨床的診断で治療と感染対策を開始しておくのが通例である。
- 自験例では2009～2010年のパンデミックのあったシーズンにおける重症肺炎のうち，4分の1は迅速抗原検査陰性で，PCR陽性であった。ほぼ全例で迅速抗原検査陰性の結果に関係なく，PCRの結果も待たずに，臨床診断で入院日からノイラミニダーゼ阻害薬を開始していた。これが重症例における一般的な診療の仕方である。

4 インフルエンザの治療

- 近年ではアマンタジン、リマンタジンの耐性の問題から、治療が必要な場合にはノイラミニダーゼ阻害薬の中から選択することが推奨されている。

治療効果（表2）

表2 インフルエンザ治療の効果

合併症のないインフルエンザ	48時間以内に治療開始すれば有熱期間が1～3日程度短縮できる
	48時間以降では効果が期待できない
	肺炎などの合併症や重篤なアウトカムを改善できるとする報告もある
入院を要する重症インフルエンザ	死亡率を減少させるという前向きコホート研究がある

（文献9より改変）

- 合併症のないインフルエンザに対する抗ウイルス薬（ノイラミニダーゼ阻害薬）の効果については、発症後48時間以内に投与すれば大体1日程度発熱期間を短縮できるが、肺炎などの合併症を予防できるかどうかは不明である[7, 8]。
- 入院を要する重症インフルエンザに対して、ノイラミニダーゼ阻害薬により死亡などのアウトカムを改善できるかどうかについては、いくつかのコホート研究で肯定的なものがある[9～11]。

治療の適応（表3）

表3 インフルエンザ治療の適応

重症で入院を要する場合
急速に進行する場合
小児、高齢者、基礎疾患があり、合併症のリスクが高いと考えられる者
・65歳以上の高齢者
・2歳以下の小児
・基礎疾患：喘息など慢性肺疾患、高血圧単独を除く心疾患、腎不全、肝不全、血液疾患、糖尿病、神経疾患、発達不全、筋ジストロフィー、脊髄損傷など
・免疫不全患者（免疫抑制薬、HIV患者など）
・妊婦
・アスピリンを長期にわたって服用している患者
・BMI＞40の肥満患者
・長期療養型医療施設に住んでいる患者

（文献9より改変）

- 入院を要する重症インフルエンザや，急速に進行する症例は免疫状態やワクチン接種歴に関係なくノイラミニダーゼ阻害薬を中心とする抗ウイルス薬の適応となる[9]。
- また，小児，高齢者や，喘息，心不全，悪性腫瘍などの基礎疾患がある場合にも合併症を起こすリスクが高いためノイラミニダーゼ阻害薬の適応となる。他方，合併症や基礎疾患のない，中等症までのインフルエンザで発症後48時間以上経っているケースではアセトアミノフェンなどの解熱薬や，麻黄湯を中心とした対症療法で十分である。
- 治療する場合にはなるべく早期に，ノイラミニダーゼ阻害薬であるオセルタミビル，ザナミビル，ラニナミビル，ペラミビルなどの選択肢から選んで投与する。いずれか1つが他の薬剤に比較して優れているということはない[12,13]。重症インフルエンザでの治療経験が豊富なのはオセルタミビルである。早期からの使用のほうが有効性は高いが，48時間以降に治療開始しても有効とする報告[14]もあり，合併症のないインフルエンザとは事情が異なる。
- インフルエンザ流行期の市中肺炎ではインフルエンザの合併を常に考えて，インフルエンザの検査（迅速抗原，PCRなど）やノイラミニダーゼ阻害薬によるエンピリック治療の必要性について考慮する必要がある。
- 重症インフルエンザに対する治療は柔軟に行う必要があるかもしれない。重症インフルエンザ肺炎で呼吸不全が遷延する場合には治療も通常の5日間より長期（最大2週間程度か）に続けるほうがよいかもしれないし，オセルタミビルの用量も通常の75mg 1日2回よりも，150mg 1日2回のほうがよいかもしれない[15]。
- ただし，H3N2（40.8％）と2009 pdm H1N1（22.1％）が過半数を占める患者群で，オセルタミビルの用量を150mg，1日2回に増量してもアウトカムが変わらないとするランダム化比較試験が出ている[16]。
- 重症のインフルエンザではオセルタミビルを経鼻胃管から投与すると吸収が十分かどうか懸念されるが，2009 pdm H1N1やH5N1では吸収を証明した報告がある[17,18]ので，この治療を行ってもよいかもしれない。
- ただし，重症インフルエンザ肺炎で人工呼吸器管理中といった状況下では消化管出血や腸管虚血，ショックなどによって吸収が障害されることもありうる。このような場合にはペラミビルのように経静脈投与できる薬剤のほうが好ましい可能性がある[9]が，重症肺炎における使用はいまだよく研究されていない。
- 米国からのケースシリーズでは，オセルタミビル投与下に呼吸状態が増悪している重症2009 pdm H1N1インフルエンザに対して，ペラミビル600mg（小児や腎不全患者では用量を調節）を1～14日間（中央値10日間）用いて，28日死亡率が66.7％であったと報告されている[19]。
- 最近になり，ノイラミニダーゼ阻害薬以外の薬剤として，キャップ依存性エンドヌクレアーゼ阻害薬であるバロキサビル マルボキシルが日本で認可された。2017年のID WEEKで発表されたCAPSTONE-1研究によると，臨床症状改善までの時間はプラセボに比較

- して有意に短く，ウイルス学的にはオセルタミビルに比較して有意に優れていた[20]。
- FDAも2018年10月24日にPriority reviewで迅速に認可している。FDAは新薬を認可してもワクチンによる予防が最重要であることを強調している[21]。
- オセルタミビル耐性インフルエンザに有効であるが，それ自体耐性変異をきたす可能性があり，温存するのが賢い方法かもしれない。

5 インフルエンザの合併症

- インフルエンザの合併症で多いものは肺の合併症であり，一次性ウイルス性インフルエンザ肺炎，二次性細菌性肺炎，COPDの急性増悪などが主なものである。肺以外の合併症は比較的稀であるが，筋炎，心筋炎，トキシックショック症候群，中枢神経合併症，ライ症候群などがある[2]。

一次性ウイルス性インフルエンザ肺炎[2]

- 1957年のパンデミックの際に初めて記載された疾患である。通常のインフルエンザ発症後，3日経っても改善することなく，急速に進行する咳，呼吸困難，チアノーゼなどで発症する。
- 両側性にcracklesを聴取し，胸部X線やCT検査で浸潤影を認める。ARDS（急性呼吸促迫症候群）の像である（図2）。心不全例や妊婦などに多く認められる。

症例1　40代，女性（2016年）（図2）

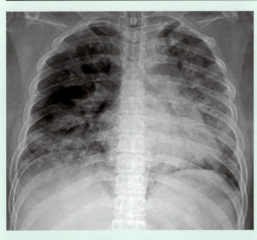
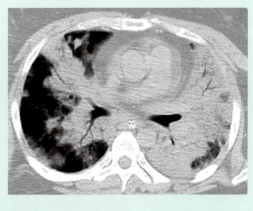

図2　一次性ウイルス性インフルエンザ肺炎

- 生来健康だが，肥満傾向あり。3日前に発熱，咳嗽，呼吸困難で近医受診。
- 迅速抗原検査でA型インフルエンザ陽性。ノイラミニダーゼ阻害薬は投与されず，対症療法のみ行われた。
- 急速に呼吸不全が進行し，人工呼吸器管理となるも酸素化を保てず，当院へ緊急で搬送となった。

- 初日から十分なhigh PEEPを用いても酸素化が不十分であったため，ECMO（Extracorporeal membrane oxygenation）使用下に肺保護換気戦略をとった。
- ペラミビルを高用量で7日間投与し，セフトリアキソンとアジスロマイシンを細菌性肺炎の合併を考慮して併用したが，培養は陰性であった。
- 7日目にはECMO離脱，12日目には抜管に成功し，その後独歩退院となった。

■ 痰のグラム染色を行っても微生物は認めず，一般細菌培養も陰性であるが，ウイルス培養ではインフルエンザウイルスが容易に培養される。パンデミックの時期にはしばしばみられる。

二次性細菌性肺炎[2]

■ 臨床的にはインフルエンザと関係のない，通常の市中肺炎と同じである。高齢者で慢性の心肺疾患や糖尿病を有する人は起こしやすい。

■ 典型的なインフルエンザ様症状・徴候が改善して4～14日程度小康状態を保ってから，再び発熱し，通常の細菌性肺炎と同様の発症経過をたどる（図3）。起因菌は肺炎球菌とインフルエンザ桿菌が多いのは通常の市中肺炎と同様であるが，市中肺炎ではあまりお目にかからない黄色ブドウ球菌の頻度が高いことが特徴である。

■ ただし，このように一次性ウイルス性，二次性細菌性と明確に分類できることはむしろ稀であり，混合型のほうが多い。

症例2　50代，女性（2009年）（図3）

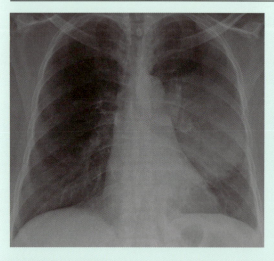
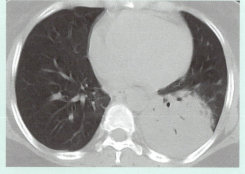

図3　二次性細菌性肺炎

- HIV（CD4 630/μL，ウイルス量 52,000）で，当時は現在と治療開始基準が異なっており，抗HIV療法について考慮中であった。
- 入院6日前，発熱，咳嗽あり。迅速抗原検査でインフルエンザA陽性であった。オセルタミビルを開始し，1日で解熱した。その3日後，入院2日前から再び発熱，咳の増悪，黄色痰，悪寒・戦慄を

認めた．
- 痰のグラム染色ではグラム陽性双球菌を認め，アンピシリン2gを6時間おきに投与開始．改善後はアモキシシリン経口投与に変更し，計7日間治療して軽快した．培養でも肺炎球菌が認められた．

文献

1) Tang JW, et al：Infect Dis Clin North Am. 2010;24(3):603-17.
2) Treanor JJ：Mandell, Douglas, and Bennett's Principles and Practice of Infectious Diseases. 7th ed. Bennett JE, et al, ed. Churchill Livingstone, 2010, p2265-88.
3) Monto AS, et al：Arch Intern Med. 2000;160(21):3243-7.
4) Harper SA, et al：Clin Infect Dis. 2009;48(8):1003-32.
5) CDC：Rapid Influenza Diagnostic Tests.（2018年11月閲覧）
   http://www.cdc.gov/flu/professionals/diagnosis/clinician_guidance_ridt.htm
6) CDC：FDA-cleared RT-PCR Assays and other molecular assays for influenza virus.（2018年11月閲覧）
   http://www.cdc.gov/flu/pdf/professionals/diagnosis/table1-molecular-assays.pdf
7) Jefferson T, et al：BMJ. 2009;339:b5106.
8) Kaiser L, et al：Arch Intern Med. 2003;163(14):1667-72.
9) CDC：Influenza Antiviral Medications.（2018年11月閲覧）
   https://www.cdc.gov/flu/professionals/antivirals/summary-clinicians.htm
10) McGeer A, et al：Clin Infect Dis. 2007;45(12):1568-75.
11) Hanshaoworakul W, et al：PLoS One. 2009;4(6):e6051.
12) Kohno S, et al：Antimicrob Agents Chemother. 2011;55(11):5267-76.
13) Watanabe A, et al：Clin Infect Dis. 2010;51(10):1167-75.
14) Lee N, et al：Thorax. 2010;65(6):510-5.
15) Abdel-Ghafar AN, et al：N Engl J Med. 2008;358(3):261-73.
16) South East Asia Infectious Disease Clinical Research Network：BMJ. 2013;346:f3039.
17) Ariano RE, et al：CMAJ. 2010;182(4):357-63.
18) Taylor WR, et al：PLoS One. 2008;3(10):e3410.
19) Hernandez JE, et al：Clin Infect Dis. 2011;52(6):695-706.
20) Hayden FG, et al：N Engl J Med. 2018;379(10):913-23.
21) FDA：FDA approves new drug to treat influenza.（2018年12月閲覧）
    https://www.fda.gov/NewsEvents/Newsroom/PressAnnouncements/ucm624226.htm

（柳　秀高）

5章 知っておきたい特殊な患者における診療上の注意点：外来編

19 COPD患者の咳と痰が増えたとき，どうする？ —COPD急性増悪と肺炎

400字で言い切ると…

わずかなバイタルサインの乱れを見逃すな！

▶ 重症および高齢者のCOPD患者では，気道症状が顕著でなくても下気道感染を鑑別に入れ検査することが重要である。
　　　　　　　　　　　　　　　　　　　　　　　　　　　→ 1 p.147

▶ 慢性閉塞性肺疾患（COPD）患者に咳と痰が増えた場合，肺炎やCOPD急性増悪が疑われ，どちらも抗菌薬の投与が必要となることが多い。

▶ COPD患者に脈拍・呼吸数・体温の変化，膿性痰や喀痰量の増加がみられれば，積極的に胸部X線検査および血液検査を行う。特に，呼吸数に注意が必要である。
　　　　　　　　　　　　　　　　　　　　　　　　　　　→ 2 p.148

▶ 繰り返し抗菌薬が使用されている重症COPD患者では，肺炎や急性増悪に対する抗菌薬治療は緑膿菌のカバーを考慮する。
　　　　　　　　　　　　　　　　　　　　　　　　　　　→ 3 p.149

▶ COPDの急性増悪で膿性痰が目立たなくても，脈拍・呼吸数・体温の著しい悪化がある場合，抗菌薬の投与を検討してよい。
　　　　　　　　　　　　　　　　　　　　　　　　　　　→ 4 p.151

1 COPDに合併した肺炎の診断は簡単？

症例1 COPDなどで定期通院していた74歳，男性

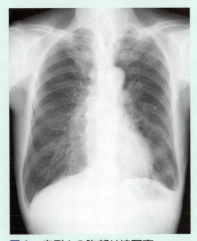
図1 症例1の胸部X線写真

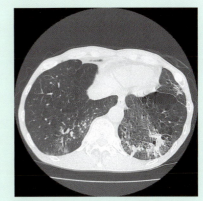
図2 症例1の胸部CT画像

- COPD，高血圧症で外来に定期通院していた。喫煙歴は20本/日，50年。3日前より熱が出て食欲がなく，定期受診より早く来院した。
- 胸部X線検査では明らかな肺炎像を認めない（図1）。
- 体温37.7℃，SpO₂ 95％，心拍数100回/分，呼吸数18回/分，背部にわずかにcracklesを聴取した。
- 血液検査では，WBC 8,250/μL（Neutro 74.9％），CRP 17.66mg/dL，BUN 10mg/dL。
- 胸部CT検査では下肺の気腫性変化の強い部分に肺炎像を認めた（図2）。

悩みどころ

1) 一見，かぜやインフルエンザも考える患者だが，胸部X線検査で診断のつきにくい肺炎であった。COPDの高齢患者は，症状や画像所見が典型的でなく，注意が必要である。
2) 気腫性変化が強い場合，聴診でも有意な所見が得られないことがある。胸部X線検査，血液検査，胸部CT検査，どこまでルーチンで必要だろうか？

- 喫煙歴のある高齢者の多くは，COPDをきたしていることがある。特に，60pack years，つまり1日20本の喫煙を60年続けていた患者の70％はCOPDであることが報告されている。喫煙歴が長ければ長いほど，指摘されたことがなくてもCOPDである可能性が高い[1]。
- 高齢者肺炎全般に言えることであるが，発熱，咳嗽，喀痰という典型的な下気道感染で受診する場合もあれば，本症例のように，元気がない，発熱した，食欲がないなど，漠然

- とした全身症状で受診することもある。
- COPD患者は喫煙および加齢により，気道上皮や肺胞など，下気道局所の免疫力が低下しており，気道感染症が起こりやすい。また，重症のCOPDである場合や，近年言われている喘息とCOPDのオーバーラップ（Asthma and COPD Overlap；ACO）がある場合は，吸入ステロイドが長期投与されている場合が多く，気道感染症のリスクは高くなる。
- そのためCOPDが重症であるほど，また患者が高齢であるほど，気道症状が顕著でなくても，漠然とした不調で来院するときは下気道感染を鑑別に入れて検査することが重要である。

2 高齢者，COPD患者に対する身体所見・検査所見の適応・評価

- 基礎疾患を持たない患者の急性気管支炎（咳，痰といった下気道感染の症状はあるが，肺炎はないもの）には，通常抗菌薬の投与は不要である。しかし，COPD患者に下気道感染の症状が加わったときは，本症例のように胸部X線検査で指摘の難しい肺炎だけでなく，COPDの急性増悪をきたしている可能性があり，抗菌薬の投与が必要なケースがある。検査や抗菌薬投与の閾値をある程度下げる必要がある。
- 平常時と違って検査が必要であると判断するには，**1章1**の**表4**に示す米国内科学会の指針にあるような，体温，脈拍，呼吸数といった，バイタルサインの異常に注目したい。バイタルサインに1つでも異常がある場合は，胸部X線写真を考慮したい。とりわけ，呼吸数＞24回/分は，高齢者では特に有用である[2]。
- 呼吸数が24回/分以内であっても，普段の呼吸数より増えていれば，急性増悪を早期に発見できるヒントになることが報告されており[3]，定期外来のときに普段の呼吸数を記録しておきたい。筆者は15秒間数え，4倍する方法で数えている。慣れていれば聴診をしながら数えることができる。また，1回の呼吸にかかる秒数で60を割る方法で数えることもある。
- 「痰の色がいつもと違う」というCOPD患者の訴えは細菌感染を疑う重要な所見であり，CRP値の上昇にも関連するといわれている[4]。一方で，それ単体での感度は73%，特異度は39%にすぎないという報告もあり[5]，検査データ，呼吸器症状と組み合わせて判断する。
- 血液データでの炎症反応（白血球の増減，CRP＞10mg/dLの高値）は，肺炎や抗菌薬を要する下気道感染を疑う所見である[6]。もちろん，尿路感染症など他疾患のrule outが必要である。
- 以上のように，下気道感染が疑われたり，呼吸状態の悪化があるCOPD患者には積極的に胸部X線検査や採血を行う。画像所見で明らかな肺炎がみられなくても，膿性痰が

多くCRPの高値がみられる場合には抗菌薬を投与するべきである．膿性痰が顕著でなくても，喘鳴や呼吸苦，喀痰量の増加があり，COPD急性増悪に当てはまる場合は，抗菌薬だけでなく，ステロイド全身投与とβ刺激薬の吸入も併せて行う．

■ 胸部CT検査は通常，診断が明らかな場合には行う必要はない．しかし，COPD急性増悪が疑われるが，鑑別診断がはっきりしないときに有益な情報が得られることがあるため，診断に迷ったら撮影してよい．たとえば，胸部Ｘ線検査では指摘しにくい気胸，本症例のような見えにくい肺炎などを診断できることがある．

3 COPD患者における肺炎の起炎菌と抗菌薬

■ 基本的に起炎菌は市中肺炎と同様，肺炎球菌，インフルエンザ桿菌，モラクセラ・カタラーリスである．インフルエンザ桿菌ではβラクタマーゼ産生のアンピシリン耐性菌だけでなく，βラクタマーゼ非産生アンピシリン耐性株インフルエンザ桿菌（β-lactamase negative ampicillin-resistant *Haemophilus influenzae*；BLNAR）を意識する必要がある．マイコプラズマやクラミドフィラといった，非定型菌も鑑別に挙がってくる．

■ COPD患者は重症になると下気道感染を繰り返すようになる．そのため，抗菌薬を何回も投与されていることが多い．その結果，耐性化だけでなく，緑膿菌を代表とした市中肺炎の抗菌薬では治療できないグラム陰性菌が起炎菌となることがある[7]．抗菌薬を90日以内に投与されたことがあり，下気道感染が重症である場合，繰り返し抗菌薬を投与した後，普段から喀痰に緑膿菌がcolonizationしている場合など，耐性菌リスクが高い場合には，緑膿菌をカバーした抗菌薬の選択が必要になる．

■ 日本呼吸器学会の『成人肺炎診療ガイドライン2017』では，起炎菌が「市中肺炎」とは異なるため，「院内肺炎（HAP）／医療・介護関連肺炎（NHCAP）」として独立した項目で記載されている．あくまで重症度と耐性菌のリスクをふまえた上での抗菌薬選択であり，基礎疾患にCOPDがあったとしても同様である．HAP/NHCAPの全例に対して緑膿菌のカバーは必要ないことに注意したい（☞電子版e-2：5）．

【処方例】
●内服治療
▶軽症および最近の抗菌薬使用がない場合（急性増悪時も同様）
① βラクタマーゼ阻害薬配合ペニシリン系薬

アモキシシリン・クラブラン酸（オーグメンチン®）とアモキシシリン（サワシリン®）を併用

※1：非定型菌が疑われる場合は②または③を併用

② マクロライド系抗菌薬

アジスロマイシン（ジスロマック®）

※2：COPD患者の肺炎や急性増悪時に用いる際は，既往に心疾患がある場合，心電図でQT延長がある場合は避けたほうがよい[8]

③ テトラサイクリン系抗菌薬

ドキシサイクリン（ビブラマイシン®），ミノサイクリン（ミノマイシン®）

▶βラクタム系抗菌薬にアレルギーがある場合
④ ニューキノロン系抗菌薬

レボフロキサシン（クラビット®），モキシフロキサシン（アベロックス®）など

※3：結核がマスクされないか注意する必要がある。投与前に喀痰抗酸菌培養を提出しておきたい（☞1章8）

●点滴治療
▶入院を要する症例で重症度が低く，耐性菌のリスクが低い場合
● βラクタム系抗菌薬点滴
⑤ セフトリアキソン（ロセフィン®）またはアンピシリン・スルバクタム（ユナシン®-S）

※4：非定型菌の感染が疑われれば，上記にアジスロマイシンやテトラサイクリンを追加する。アジスロマイシンを投与する場合はQT延長に注意する

▶入院を要する症例で耐性菌のリスクが高い場合
● 抗緑膿菌活性のあるβラクタム系抗菌薬点滴
⑥ 緑膿菌をカバーするペニシリン系抗菌薬

ピペラシリン・タゾバクタム（ゾシン®）

⑦ カルバペネム系抗菌薬

メロペネム（メロペン®），イミペネム・シラスタチン（チエナム®）など

⑧ 第4世代セフェム系抗菌薬

セフェピム（マキシピーム®）など

※5：第4世代セフェムは⑥，⑦と違い嫌気性菌をカバーしていないため，注意する

⑨ メチシリン耐性黄色ブドウ球菌（MRSA）のリスクがある場合は⑥〜⑧に抗MRSA薬（バンコマイシン，リネゾリドなど）を併用する

【注意点】上記入院時の抗菌薬は特に，グラム染色や喀痰培養で起炎菌確定後に，より狭域の抗菌薬に切り替えることが望ましい

4 悩ましい場合──COPD急性増悪

症例2　労作時呼吸困難で受診した83歳，男性

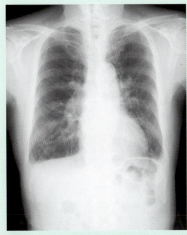

図3　症例2の胸部X線写真

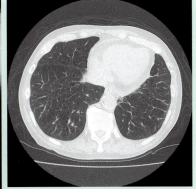

図4　症例2の胸部CT画像
胸部CT画像では肺炎や心拡大がないようにみえるが，よくみると通常よりも肺野の肺動脈が太く，ごくわずかに心嚢液がたまっている（これが急性増悪の典型的CTというわけではなく，正常とは少し違うということ）

- 高血圧，慢性腎臓病で通院中であった。喫煙歴は20本/日，50年。3日前より感冒様症状があり，受診前日夕方より労作時呼吸困難，喘鳴，下肢の浮腫を認め，改善しないため受診した。
- 胸部X線写真（図3）では明らかな肺炎像を認めない。
- 体温38℃，SpO_2 90%，心拍数90回/分，呼吸数24回/分，両肺野にwheezeあり。
- 血液検査では，WBC 5,500/μL（Neutro 75.2%），CRP 4.4mg/dL，BUN 22mg/dL，Cre 1.57mg/dL，Alb 3.8g/dL。
- 胸部CTでは気腫性変化がみられたが，肺炎はみられず（図4）。今まで喘息の既往もなく，心不全と考え循環器内科を紹介したが，心エコー上明らかな心不全は指摘されなかった。

悩みどころ
1) 本症例は呼吸数も多く，SpO_2も低下している。しかし，検査上の炎症所見は著明ではなく，画像上も明らかな所見がない。気管支炎としても呼吸困難が強い。
2) 心不全を疑い心エコーで精査したが，心不全ともいえなかった。気管支炎とも心不全とも，喘息ともいえないこの病態をどう治療すればよいのだろうか？

COPDの急性増悪という概念

- COPD患者の呼吸状態が日内変動を超える幅で悪くなり，安定期の治療を変更しなければならない場合を急性増悪という[1]。息切れの増悪，咳や痰の増加，胸部不快感・違和感の出現あるいは増強が具体的な症状である。

- 増悪の原因はウイルスや細菌などの呼吸器感染症であるが，大気汚染の場合や，増悪の原因が特定できないこともある。
- 心不全，気胸，肺血栓塞栓症など二次性疾患を見逃さないことが大切である。
- <u>COPD急性増悪の治療の基本はABCアプローチである〔A（Antibiotics：抗菌薬），B（Bronchodilators：気管支拡張薬），C（Corticosteroids：ステロイド）〕。</u>
- COPD急性増悪への抗菌薬投与は，従来のAnthonisen分類を目安として決定する[9]。つまり，①呼吸困難の増加，②喀痰量の増加，③喀痰の膿性化，のうち①〜③の3つがあり重症とされる場合，また①〜③のうち2つの中等症でも喀痰の膿性化があれば抗菌薬の投与を行う。
- ただし，痰を確認できない場合や，痰の性状を客観的に評価できない場合もあることから，膿性痰がみられない場合も，脈拍，体温，呼吸数の著しい変化がみられれば，初期治療に抗菌薬投与を考慮してよい。
- 起炎菌に関しては，上記のCOPD患者の肺炎と同様で，もともと重症COPDで増悪を繰り返している状態や，抗菌薬をたびたび処方されている場合は緑膿菌などのグラム陰性菌を考慮する。
- ステロイドの投与期間については，10〜14日の長期投与よりも5日間の投与が好ましいとされ[10]，プレドニゾロン40mg 5日間の投与が有効と考えられる。
- 酸素化が悪化している場合，またはもともと在宅酸素を使用されているような重症例の場合は，一般的に入院を要する。そのほか，**表1**[1]に示したようなケースは入院適応と考えられる。

表1 COPD急性増悪時の入院適応

● 安静時呼吸困難の増加，頻呼吸，低酸素血症の悪化，錯乱，傾眠などの著明な症状
● 急性呼吸不全
● チアノーゼ，浮腫などの新規徴候の出現
● 初期治療に反応しない場合
● 重篤な併存症（左・右心不全，肺塞栓症，肺炎，気胸，胸水，治療を要する不整脈など）の存在
● 不十分な在宅サポート
● 高齢者
● 安定期の病期がⅢ期（高度の気流閉塞）以上

（文献1，p135より改変）

【処方例】
- 抗菌薬（肺炎時と同様）
- 気管支拡張薬の吸入
  β_2刺激薬（ベネトリン®）0.3mL＋生理食塩水2mLをネブライザーで吸入，30分〜1時間あけて再投与可，1日4回程度
- プレドニン®40mg/日 5日間

文 献

1) 日本呼吸器学会COPDガイドライン第5版作成委員会：COPD（慢性閉塞性肺疾患）診断と治療のためのガイドライン 2018. 第5版. 日本呼吸器学会, 2018.
2) Metlay JP, et al：JAMA. 1997；278(17)：1440-5.
3) Yañez AM, et al：Chest. 2012；142(6)：1524-9.
4) Soler N, et al：Eur Respir J. 2012；40(6)：1344-53.
5) Daniels JM, et al：Clin Microbiol Infect. 2010；16(6)：583-8.
6) Woodhead M, et al：Clin Microbiol Infect. 2011；17 Suppl 6：E1-59.
7) Soler N, et al：Am J Respir Crit Care Med. 1998；157(5 Pt 1)：1498-505.
8) Ray WA, et al：N Engl J Med. 2012；366(20)：1881-90.
9) Anthonisen NR, et al：Ann Intern Med. 1987；106(2)：196-204.
10) Walters JA, et al：Cochrane Database Syst Rev. 2018；3：CD006897.

（大藤　貴）

5章 知っておきたい特殊な患者における診療上の注意点：外来編

20 妊婦の肺炎──Ｘ線検査をしても大丈夫？

400字で言い切ると…

妊婦だからと怯まない！
病歴・身体診察・起炎菌の考え方は非妊婦とほぼ同じ

- ▶健常妊娠でも血圧↓脈拍↑体温↑となる。呼吸数は変動しない。
- ▶健常妊娠でも呼吸困難感を訴えることがある。呼吸不全かどうかは呼吸数増加，SpO_2低下で鑑別する。
- ▶妊婦はひとたび肺炎になると重症化しやすい。

➡ 1 p.155

- ▶被曝量は無視できるほど小さいので，胸部Ｘ線撮影は必要があれば非妊婦と同様に実施してよい。

➡ 2 p.156

- ▶微生物的鑑別診断は非妊娠時とほぼ同じく，肺炎球菌，インフルエンザ桿菌，非定型肺炎を鑑別する。

➡ 3 p.157

- ▶抗菌薬はセフェム系，ペニシリン系，マクロライド系（クラリスロマイシンを除く）を用いる。
- ▶高熱には催奇形性があるのでアセトアミノフェンを使用する。

➡ 4 p.158

- ▶入院，酸素投与の閾値を下げる（PaO_2 70Torr以上を保つ）。
- ▶肺炎は早産のリスクを増加させる。重症なら当日，軽症でも1週間以内に産婦人科にコンサルトする。

➡ 5 p.161

1 妊婦の診察時の注意点は？

症例1　妊娠25週，32歳の2経産婦
- 3日前からの発熱，乾性咳嗽で夜間救急外来を受診した。1週間前，5歳になる上の息子がマイコプラズマ肺炎と診断されていた。
- 体温38.5℃，血圧98/50mmHg，脈拍90回/分，呼吸数24回/分，SpO_2 95％。
- 既往歴なし，内服薬なし，喫煙・飲酒なし，アレルギーなし。
- 妊娠初期から近医産婦人科で妊婦健診を定期的に受けており，特に異常は指摘されていないという。

バイタルサインを読み間違えない
- 健常でも妊娠によりバイタルサインは次のように変化している。

　　血圧↓　脈拍↑　体温↑　呼吸数→

- 妊娠時は多量に産出されるプロゲステロンの影響で体温は非妊娠時より0.5℃前後高くなり，血圧は収縮期も拡張期も5〜10mmHg低くなる[1]。心拍出量が増えるとともに脈拍数は15〜20回/分多くなる[1]。
- つまり，健常妊婦と敗血症初期のバイタルサインはよく似ている。ただし，妊娠のみでは呼吸数に変化はない。換気量は約1.5倍に増えるが，tidal volumeが増えて呼吸数は変化しない[2]。

健常妊婦の呼吸困難感と病的呼吸困難を鑑別する
- 妊婦は健常でも呼吸困難を自覚する（プロゲステロンの影響で肺胞換気量が増えて$PaCO_2$が下がり呼吸性アルカローシスになるため）[3]。呼吸不全かどうかはまず呼吸数で鑑別できる。
- また，妊娠時のPaO_2は100〜110Torrであるため，SpO_2低下も呼吸不全と判断できる[4]。

ひとたび肺炎になると重症化しやすい
- 妊娠中に産出される多量のプロゲステロンは間質に水分を貯留させるので，痰の産出が多くなる傾向にあり，肺水腫にもなりやすい[5]。
- また，子宮が大きくなるにつれ横隔膜が挙上し機能的残気量が減り，酸素消費量も多くなってくるので特に妊娠後期には低酸素に弱くなっている[6-8]。

> **妊婦の診察時のポイント**
> 肺炎診断の病歴＆身体所見は，非妊娠時とほぼ同じである！
> 　ただし
> 　①バイタルサインはより「重症っぽく」みえる
> 　②健常妊婦でも呼吸困難感を訴えることがある
> 　③ひとたび肺炎になると重症化しやすい

2　妊婦にX線撮影してもいいの？

- 胸部X線撮影の適応は非妊婦とまったく同じであり，必要なら迷わず撮影してよい。

胎児奇形のリスクはどれくらい？

- 最も奇形が心配される妊娠4～10週でも，一般的な胎児奇形や胎児毒性の臨界値は100～200mGyである。つまり，100mGy以上の被曝がなければまったく心配ない。一方，胸部単純X線で浴びる放射線は0.01mGy以下である。CTでさえ，胸部CTなら0.06mGyである。
- ただし，奇形のリスクがないからといって不要な検査をしてよいということにはならない。胎児にとって放射線は浴びないに越したことはない。なぜなら胎児の小児白血病のリスクに関しては臨界値がないからである。10mGyの子宮内被曝で1,700人に1人が小児白血病で死亡するといわれている。
- ちなみに腹部CTで8mGy，骨盤CTで25mGyである[9]。

腹部遮蔽はしたほうがよい？

- 多くの専門家が，鉛による腹部遮蔽には意味がないと論じている。鉛に放射線が当たるときに放出される光子もまた二次放射線として一次放射線同様，胎児に影響を与えうるからである[9]。
- 現在も日米欧の多数の施設で使用されているが，「腹部を鉛遮蔽するので大丈夫ですよ」とは言わないほうがよい。

どうしても胸部CTを撮りたい場合の注意点は？

- 胸部X線を撮ってみたものの，陰影がはっきりせず胸部CTを撮影したい場合もあるかもしれない。もちろん非妊婦でそうするように，病歴と身体所見で強く肺炎を疑っているなら，CTなしで肺炎として抗菌薬治療することも許容されるだろう。
- 胸部CTを撮影したい場合，できれば胎内被曝量を最小限にするために視準を狭くし，スライド幅を大きく撮影法を調整するよう放射線技師に依頼する。

- ヨード造影剤は胎盤を通過するので理論上胎児の甲状腺への影響が懸念されるが，今のところヨード造影剤による胎児奇形，胎児毒性の報告はない。よって，ほかに手がないなら造影剤も使用できる。ただしこの際，比較のための単純CTはできるだけ割愛して，胎内被曝量を最小限にする[9]。

撮影する前に患者に説明するときのポイント

- 概して妊娠中の女性は胎児の健康問題に関してナーバスであり，また，妊娠中は大量に放出されている各種ホルモン（主にプロゲステロン）の作用により情動不安定になっている。質問されないからといって説明しないと，あとあと問題になりかねない。
- 以下に説明するときのポイントをまとめた。

---

① 何もしていなくても奇形率は2〜3％であると説明しよう
- 治療を要する大奇形の自然発生率は2〜3％，治療を要さない小奇形は14％の新生児にあるといわれる[10]。患者も医師もこの事実を認識していることが大切である。

② all or noneの法則を説明しよう
- 妊娠4週未満の間に受精卵に障害があった場合，完全に修復し障害の影響がゼロになって育つか，流産するかのどちらかである[11]。
- なお，妊娠週数は最終月経初日を妊娠1日目として数えるので，妊娠4週は受精から2週間である。
- たとえば，検査のあとで本人が正常妊娠に気づいた場合，検査が妊娠4週未満の間であれば，検査による影響で奇形になることはないと説明できる。

③「検査しないこと」のリスクを説明しよう
- 肺炎を疑い胸部X線を勧める場合には，被曝リスクが小さいことを説明するとともに，X線を撮らなかった場合のリスクについても説明するべきである。肺炎と診断できずに治療が遅れ，重症化すると胎児にも影響が出るし，また，肺炎ではないのに肺炎と診断して抗菌薬を使用すると，胎児に不要な悪影響を与えることになる。

---

3 原因微生物の鑑別診断は非妊婦と同じ？

微生物的鑑別診断は非妊娠時と大きく変わらない

- 妊娠はいわゆる「易感染性」ではないと考えられている[11]。肺炎の頻度も非妊娠時と変わらない[12]。
- ただし，妊娠により細胞免疫がやや低下する（Th1＜Th2になる）ので，ウイルス感染などは重症化しやすい[6,9]。また，結核の症状は正常妊娠の症状とよく似ているので（微熱，倦怠感，呼吸困難感など）病歴から結核のリスクを見出したら積極的に検査する。
- 表1に肺炎合併妊娠の原因微生物を挙げる[6]。

表1 妊娠中の肺炎における原因微生物——頻度の高い順

①肺炎球菌（薬剤耐性肺炎球菌を含む）	⑤ウイルス
②インフルエンザ桿菌	インフルエンザA
③原因微生物不明	水痘帯状疱疹ウイルス
④非定型肺炎	⑥黄色ブドウ球菌（MRSAを含む）
レジオネラ属（重症肺炎でより多い）	⑦緑膿菌（気管支拡張症や嚢胞線維症合併時）
肺炎マイコプラズマ	⑧誤嚥
肺炎クラミドフィラ	⑨真菌
	コクシジオイデス症
	⑩ニューモシスチス（HIV感染時）

（文献6より改変）

採血データ，妊娠の影響は？

- 正常妊娠でも白血球数は10,000/μL前後に上昇し，稀釈性貧血のためHbがやや低下していることが多い。電解質は大きく変わらない。
- 妊娠によりCrは普通低下しているので，たとえば0.9mg/dLなど非妊娠時には正常と考えられる値であっても，妊娠後期では腎機能悪化を示唆することがある。LDHは妊娠により上昇する[13]。

4 肺炎の治療は非妊婦と同じでよいか？

- ほぼすべての薬剤が胎盤を通過する[14]。既述のall or noneの法則により妊娠4週未満の薬剤に胎児奇形のリスクはないが，流産のリスクはあるので挙児希望女性への処方には注意する。
- なお，妊娠4～12週は器官形成期であり，検査や薬剤による催奇形性が心配される。この期間，安全と言い切れる薬はほぼないといってよい。そして妊娠13週以降は奇形の心配はなくなるが，胎児毒性（子宮内胎児発育遅延，精神発達異常，動脈管閉鎖，甲状腺機能低下など）が懸念される[11]。
- 妊婦に処方する場合には，以下の3つを必ず自分に問いかけよう。

> ①どうしてもその薬が必要か？
> ②もしその薬を使用しなければどうなるか？
> ③その薬剤についてどんなデータがあるか，似た作用があり，より安全な薬はないか？

抗菌薬

- 培養を取った上で抗菌薬を使用する。
- ペニシリン系，セフェム系は比較的安全と考えられている。マクロライド系はできればクラリスロマイシンを避け，アジスロマイシンを使う。ニューキノロン系，テトラサイクリン系は通常使用しない（**表2**）[15]。

解熱薬

- 母体が40℃以上の高熱になると催奇形性，胎児毒性があると考えられている[16]。解熱鎮痛薬はアセトアミノフェンを使用する。NSAIDsは処方しない[17]。

鎮咳薬，去痰薬，胃粘膜保護薬

- 眠れないほどの咳嗽がある場合や，切迫早産のため咳嗽による腹圧上昇を防ぎたい場合などに，妊娠13週以降であれば鎮咳薬を処方することがある。
- メジコン®，リン酸コデインはFDA分類C，添付文書で有益性投与である。
- 妊婦で去痰薬や胃粘膜保護薬がどうしても必要になることはあまりない。

■症例1 つづき

- 肺炎を考え，十分に説明した上で胸部X線を撮影したところ，左中肺野にすりガラス状陰影があり，マイコプラズマ肺炎と診断した。
- アジスロマイシン500mg×3日とリン酸コデインを処方し，翌日の産婦人科受診を指示した。翌日，産婦人科で定期的な子宮収縮と頸管長短縮を指摘され，切迫早産の診断で入院した。

表2 妊娠中の薬剤投与に関する安全性情報一覧

分類	一般名	添付文書情報		総合評価		
		有益性投与	禁忌	安全	情報が少ない	使用に注意
ペニシリン系	ペニシリンG	○		○		
	アモキシシリン，アンピシリン	○		○		
	ピペラシリン，ピペラシリン・タゾバクタム	○		○		
	クロキサシリン	○		○		
セフェム系	セファレキシン	○		○		
	セファゾリン，セファクロル，セフロキシム	○		○		
	セフトリアキソン，セフォタキシム，セフポドキシム，セフタジジム	○		○		
	セフェピム，セフピロム	○		○		
モノバクタム系	アズトレオナム	○		○		
カルバペネム系	メロペネム，ドリペネム	○		○		
	イミペネム・シラスタチン	○		○		
マクロライド系	エリスロマイシン	○		○		
	アジスロマイシン	○		○		
	クラリスロマイシン	○			○	
リンコマイシン系	クリンダマイシン	○		○		
テトラサイクリン系	テトラサイクリン，ドキシサイクリン，ミノサイクリン	○			○	
フルオロキノロン系	シプロフロキサシン，ノルフロキサシン	炭疽と野兎病に限り○	○	○		
	レボフロキサシン	炭疽と野兎病に限り○	○		○	
	オフロキサシン		○	○		
アミノグリコシド系	ゲンタマイシン，アミカシン，トブラマイシン，カナマイシン	○		○		
グリコペプチド系	バンコマイシン	○			○	
	テイコプラニン	○			○	
オキサゾリジノン系	リネゾリド	○			○	
リポペプチド系	ダプトマイシン	○			○	
葉酸合成阻害薬	スルファメトキサゾール・トリメトプリム（ST合剤）	○				○*
ホスホマイシン系	ホスホマイシン	○			○	
抗結核薬	イソニアジド，リファンピシン，エタンブトール	○		○		
	リファブチン，ピラジナミド，エンビオマイシン，エチオナミド，サイクロセリン	○			○	
抗ウイルス薬	アシクロビル，バラシクロビル	○		○		
	ファムシクロビル	○			○	
	ガンシクロビル，バルガンシクロビル		○			
	オセルタミビル，ザナミビル	○			○	
	ラニナミビル，ペラミビル	○			○	
抗真菌薬	アムホテリシンB	○			○	
	フルコナゾール，ミコナゾール，イトラコナゾール，ボリコナゾール		○			○
	ミカファンギン，カスポファンギン	○				○
抗寄生虫薬	メトロニダゾール	4カ月以降○	妊娠3カ月まで	○		
	スピラマイシン	○			○	

*妊娠初期の使用で催奇形性リスクあり。積極的に葉酸補充すること

（文献15をもとに作成）

5 肺炎が妊娠に及ぼす影響に注意する！

- 妊娠中に肺炎にかかることにより早産のリスクが高まる[18]。感染に伴い産出されるプロスタグランジンが子宮収縮を誘発すること，頻呼吸による呼吸性アルカローシスの影響で子宮血流量が減ることなどが原因と考えられている。胎児の酸素血流量を保つため，SpO_2＜95％ならガス採血をし，母体のPaO_2を70Torr以上に保てるよう酸素投与を開始する。
- 重症肺炎なら診断当日に，軽症でも1週間以内には産婦人科医に胎児のwell-being評価をお願いし，エコーや持続的胎児心拍モニタリングで産科的合併症の有無を確認してもらおう。

文献

1) Robson SC, et al：Am J Physiol. 1989；256(4 Pt 2)：H1060-5.
2) Elkus R, et al：Clin Chest Med. 1992；13(4)：555-65.
3) Lim VS, et al：Am J Physiol. 1976；231(6)：1764-9.
4) Liberatore SM, et al：Respiration. 1984；46(2)：145-50.
5) Dennis AT, et al：Anaesthesia. 2012；67(6)：646-59.
6) Brito V, et al：Clin Chest Med. 2011；32(1)：121-32.
7) Turner AF：Clin Obstet Gynecol. 1975；18(3)：65-74.
8) Bonica JJ：Clin Anesth. 1974；10(2)：1-19.
9) Rosene-Montella K, et al：Medical Care of the Pregnant Patient. 2nd ed. ACP Press, 2008.
10) Marden PM, et al：J Pediatr. 1964；64：357-71.
11) 日本産科婦人科学会, 他編：産婦人科診療ガイドライン─産科編2017. 日本産科婦人科学会, 2017.
12) Lim WS, et al：Am J Respir Med. 2003；2(3)：221-33.
13) Lockitch G：Handbook of Diagnostic Biochemistry and Hematology in Normal Pregnancy. CRC-Press, 1993.
14) Briggs GG, et al：Drugs in Pregnancy and Lactation. 8th ed. Lippincott Williams & Wilkins, 2008.
15) 伊藤真也, 他編：薬物治療コンサルテーション 妊娠と授乳. 南山堂, 2014.
16) Dreier JW, et al：Pediatrics. 2014；133(3)：e674-88.
17) Rasmussen SA, et al：Am J Obstet Gynecol. 2011；204(6 Suppl 1)：S13-20.
18) Chen YH, et al：Am J Obstet Gynecol. 2012；207(4)：288.e1-7.

（池田裕美枝）

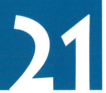

6章　肺炎は予防も大事！

21 インフルエンザワクチン，肺炎球菌ワクチン，プラス禁煙が予防の王道！

400字で言い切ると…

肺炎は、1人だけでなくみんなで予防しよう！

- ▶ 予防には，まずは手洗い・うがいや必要に応じてマスクを装着するなどの曝露対策，拡散防止対策が必要である。
  → 1 p.163

- ▶ 喫煙は肺炎罹患のリスクを上昇させる。また，禁煙をすることによって肺炎に罹患するリスクを軽減する可能性がある。
  → 2 p.163

- ▶ 原因菌として多い肺炎球菌と，二次感染の影響が大きいインフルエンザウイルスに対するワクチン接種が，市中肺炎の予防には効果がある可能性がある。
- ▶ 肺炎球菌ワクチンは23価と13価の不活化ワクチンがあり，65歳以上の高齢者には全員接種を推奨する。
- ▶ インフルエンザワクチンを毎年みんなで接種することが重要であり，1人で予防するものではない。
  → 3 p.163

1 まずは曝露対策を！

- 肺炎での死亡率は年々上昇しており，2011年にはそれまで死因第4位であったのが，脳卒中を抜いて第3位に躍り出た．高齢者が増え，ますます肺炎の罹患数が増えていくことが予想される．
- 市中肺炎の予防を行うためには，まずは曝露対策を行うことが必要である．セルフメディケーションとしては，マスクの装着やうがい，手洗いの励行などが挙げられ，誤嚥性肺炎においては口腔ケアや嚥下機能訓練，咳反射の確保などが挙げられる．また，菌が気道粘膜に付着・定着して病原性を発揮しないようにすることが必要である．

2 禁煙が効く！

- 通常，人間には気道の内面に繊毛上皮が存在しており，異物を口側に運び出す役目を担っている．喫煙をすると，繊毛上皮が障害されてしまい，気道クリアランス能力が極端に低下してしまう．そのため，排出できるはずであった菌がそのまま定着してしまい，肺炎の原因となってしまう．喫煙者は非喫煙者と比較して肺炎の罹患率が高いという結果を出している研究もある．
- 現在喫煙者であった場合，禁煙をすることで肺炎の発症率を下げるという研究があり，また現在喫煙をしていても，禁煙をすることで，肺炎の入院率を減らすことができたという研究結果も出ている[1]．仮に喫煙中であっても，積極的に禁煙を勧める根拠となっている．ぜひ，禁煙外来や禁煙への誘導を行ってほしい．
- 昨今の喫煙環境からして，禁煙を考えている人は多い．Prochaska行動変容ステージモデルの中で関心期（contemplation）にいる人は多いと考えられるが，なかなかきっかけがなくて行動期（action）に踏み出せていない人（いわゆる「わかっちゃいるけど，やめられない」人々）が多いのではないか．肺炎の予防以外にも，各種腫瘍をはじめ様々な疾患の発生率上昇の現実を前に，コツコツと禁煙指導を推進していくことが必要である．

3 宿主の対策

- 市中肺炎を予防するための要素として，曝露対策に並んで重要なのが，宿主の対策である．病原体に対する免疫を獲得することによって，発症を予防したり重症化を抑制したりすることが期待される．

肺炎球菌ワクチン（ニューモバックス® PPSV23, プレベナー13® PCV13）

- 市中肺炎の原因菌として最上位にある菌は肺炎球菌であることは他項で紹介している通りである。その肺炎球菌に対するワクチンで，成人向けに提供できるのがニューモバックス®とプレベナー13®である。ニューモバックス®は日本で1988年に承認され，2014年10月から65歳以上の高齢者に5歳区切りで定期接種化されている。肺炎球菌には莢膜抗原が90種類以上と多数存在しているが，そのうち肺炎や侵襲性感染症を起こしやすい23種類を選び出して抗原として含んでいる。一方でプレベナー13®は2014年6月に承認されたが，本項の改訂時点（2018年11月）において定期接種化はされていない。

- ニューモバックス®の効果はどれくらいあるのだろうか。現時点では慢性疾患を持つ人で肺炎球菌による髄膜炎や侵襲性肺炎球菌感染症（菌血症や髄膜炎）の予防，重症化抑制に効果があるというエビデンス[2]はあるが，市中肺炎の予防に関しては十分なエビデンスがあるとはいいがたい[3]。ただし，日本の長期療養施設入所者を対象にしたRCT[4]や，海外の高齢者を対象にした観察研究[5]で肺炎減少の効果は示されており，少なくとも「接種をしないでもよい」という知見は得られていない。現状の主な対象は高齢者（65歳以上）であり，ほかに一定の条件を満たしている人には接種が推奨されている[6]（**表1**）[7]。

表1 肺炎球菌ワクチン，インフルエンザワクチンの接種方法と接種推奨者（ハイリスク適応）

	肺炎球菌ワクチン	インフルエンザワクチン
接種方法	筋注，皮下注	筋注，皮下注
接種推奨者	・65歳以上，5歳刻みで100歳まで，および101歳以上，ならびに60〜64歳のHIV感染者または重度の心・肝・腎・肺疾患患者は定期接種可*1 ・生後2カ月〜5歳に2〜4回接種*2 ・2〜64歳のリスクの高い人 ・喫煙者	・50歳以上のすべての人 ・2〜49歳でリスクの高い人 ・ハイリスク患者に接触する家族 ・6〜23カ月の小児 ・医療従事者
特にハイリスクな接種適応を持つ人	・慢性の心疾患や呼吸器疾患，腎疾患，肝疾患 ・糖尿病 ・髄液漏 ・アルコール依存 ・脾摘 ・免疫抑制下にある ・療養型病床や施設にいる	・慢性の心疾患や呼吸器疾患，腎疾患，肝疾患 ・糖尿病 ・髄液漏 ・アルコール依存 ・脾摘 ・免疫抑制下にある

*1：ニューモバックス®に限る
*2：プレベナー13®に限る

（文献7より改変）

- プレベナー13®の効果は，同様に臨床研究が出されている。接種者のオプソニン活性が有意に高いとする代用エンドポイントによるRCT[8]がある。真のエンドポイントによるRCT（CAPiTA研究[9]）では侵襲性肺炎球菌感染症や市中肺炎の減少が示された。ただし後者はCOI（利益相反）への考慮が必要である。

- 予防接種は特に医療機関からアピールしない限り，接種されることはほとんどない。外来診療中や，入院中に接種を積極的に勧めることが必要である（わずか数十秒でできることである）。
- 65歳以上のワクチン未接種者に対してPCV+PPSV接種を米国CDCとACIPが2014年から推奨している。日本もそれに準じ，2015年1月に日本呼吸器学会と日本感染症学会の合同WGよりワクチン接種の考え方について発表されている（図1）[10]。

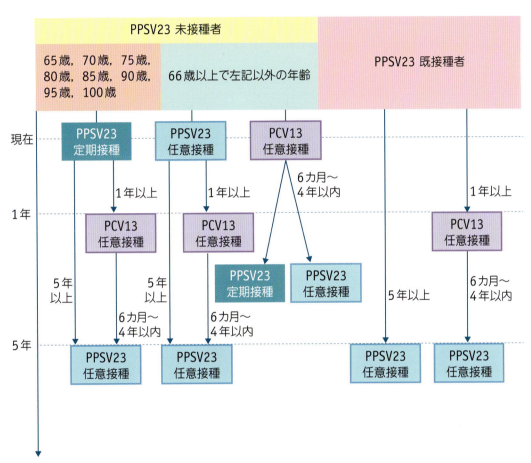

図1 65歳以上の成人に対する肺炎球菌ワクチン接種の考え方（平成27〜30年度の接種）

（文献10, p6より改変）

インフルエンザワクチン

- 毎年，インフルエンザには多くの人が罹患しており，特に小児と高齢者の罹患が多い。しかも，重篤化して肺炎を合併するのは高齢者に多い。
- インフルエンザに罹患した場合，インフルエンザによる肺炎というのはそれほど多くはないが，合併して細菌性肺炎を起こすことが多くある。基礎研究では，インフルエンザウイルスは気道上皮や繊毛上皮を傷害し，より細菌感染をしやすい環境をつくり出すのではないかともいわれている。そのため，インフルエンザを予防することが肺炎の罹患

を予防したり，肺炎による入院率や死亡率の減少につながると予想される。
- これまでのシステマティックレビューにおいて，インフルエンザワクチンを行うことで肺炎罹患率，入院率，死亡率が減少するといわれている。わが国でも，肺炎を予防するというランダム化比較試験の報告が出ている[11]。
- インフルエンザの予防接種は毎年受けることが望ましく，医療機関からの積極的な働きかけが必要と考えられる。また，予防接種は1人でするものではない。子どもだけに予防接種を受けさせて両親は接種していないなどの家庭をよく見かける。皆で予防接種をしないと，接種をしていない1人が家庭に持ち込んでしまっては予防接種をする意味合いが薄れてしまう。高齢者がいる家庭であればなおさらである。家族みんなで接種をするように働きかけてほしい。

4 予防のための積極的・多面的アプローチの必要性

- 市中肺炎で入院する人は高齢者に非常に多いが，予防をするためには様々な方面からのアプローチが必要である。今後，高齢化が進み，高齢者が増える中で誤嚥性肺炎の数も増えることが予想される。基礎疾患の管理をしつつ，常に誤嚥性肺炎のリスクも気にしながら診療を行うことが求められる。
- 特に，医療機関からの積極的な働きかけが必要で，外来や病棟で出会う患者さんだけでなく，その家族や，市民に向けても発信をしていく必要がある。

文献
1) Cecere LM, et al：Respir Med. 2012；106(7)：1055-62.
2) Moberley S, et al：Cochrane Database Syst Rev. 2013；(1)：CD000422.
3) Huss A, et al：CMAJ. 2009；180(1)：48-58.
4) Maruyama T, et al：BMJ. 2010；340：c1004.
5) Ochoa-Gondar O, et al：Clin Infect Dis. 2014；58(7)：909-17.
6) Jackson LA, et al：Vaccine. 2013；31(35)：3577-84.
7) Mandell LA, et al：Clin Infect Dis. 2007；44 Suppl 2：S27-72.
8) Jackson LA, et al：Vaccine. 2013；31(35)：3585-93.
9) Bonten MJ, et al：N Engl J Med. 2015；372(12)：1114-25.
10) 日本呼吸器学会呼吸器ワクチン検討WG委員会／日本感染症学会ワクチン委員会・合同委員会：65歳以上の成人に対する肺炎球菌ワクチン接種に関する考え方（第2版）．2017.
11) Kawakami K, et al：Vaccine. 2010；28(43)：7063-9.

（一ノ瀬英史）

Column 経口第3世代セファロスポリンを推奨しない理由

山本舜悟

▶ 本書では，基本的に経口第3世代セファロスポリンをエンピリック治療として推奨していないが，その理由は，腸管からの吸収が悪く，十分な血中濃度を確保できないからである。

▶ 各薬剤のバイオアベイラビリティ（投与された薬物がどれくらい全身循環血中に到達するかの割合のことで，腸管からの吸収，肝臓での初回通過効果の影響を受ける）を表1に示した。

表1 経口第3世代セファロスポリンのバイオアベイラビリティ

薬剤名	バイオアベイラビリティ
セフポドキシムプロキセチル（バナン®）	50％*
セフィキシム（セフスパン®）	31％*
セフジニル（セフゾン®）	25％*
セフジトレンピボキシル（メイアクト®）	14％*
セフカペンピボキシル（フロモックス®）	メーカーに問い合わせたが不明（24時間尿中排泄率から推測すると30〜40％）
セフテラムピボキシル（トミロン®）	メーカーに問い合わせたが不明

（* Kucers' The Use of Antibiotics, 6th editionより）

▶ 経口第3世代セファロスポリンは，十分な血中濃度を保てず，組織移行性も低いため，乱用により上咽頭の常在細菌叢に選択圧を与え，耐性菌を増加させる可能性が指摘されている（生方公子，他：日化療会誌．2003;51(2):60-70）。

▶ 治験のデータを参照すれば，軽症の肺炎は治療可能ではあるが，より腸管吸収がよく耐性菌選択圧が低いと考えられるアモキシシリンやアモキシシリン／クラブラン酸を使うほうがよい。それではペニシリン耐性肺炎球菌やβラクタマーゼ非産生アンピシリン耐性株インフルエンザ桿菌が治療できないという意見もあるだろうが，小児を対象とした近年の国内のランダム化比較試験では，肺炎，気管支炎についてアモキシシリン，セフカペンピボキシル，ファロペネムの3群で有効性に有意差はなかった（坂田 宏：日化療会誌．2010;58(3):239-47）。

▶ 加えて小児においては，セフカペンピボキシル，セフジトレンピボキシル，セフテラムピボキシルといったピボキシル基を有する抗菌薬の投与により，重篤な低カルニチン血症に伴って低血糖症，痙攣，脳症を起こし後遺症に至った症例が報告されており，決して無害ではない（PMDAからの医薬品適正使用のお願いNo.8，2012年4月）。

▶ 軽症肺炎に使用せざるをえない場面はあるとしても，上気道炎において「怖いから」「念のため」として処方される「抗菌薬」が患者に害をもたらす可能性にも目を向け，そういった使い方は厳に慎むべきである。

7章 お悩みQ&A

ほかの先生はどうしているの？
こんなとき！

本号の執筆者にあらかじめ「ほかの専門医に聞いてみたいこと」を募り，本号の別の執筆者に回答してもらいました（一部のQ&Aについては執筆担当の本文内で回答を示す形で執筆されており，ここでは本文とは別記されたQ&Aのみ収載しています）。「自分はとりあえずこうやっているけれど，ほかの視点からみたらどう考えるのか？」など，現場での生々しい悩みについてまとめてみました。

Q1

肺癌や転移性肺腫瘍を基礎疾患に持つ患者の治療薬選択と治療期間の設定は？

- 肺癌や転移性肺腫瘍を基礎疾患に持つ患者が閉塞性肺炎を発症した場合，原因菌が判明しなかったり，閉塞が解除できなかったりしてマネジメントに困ることがあります。私自身は，重症例ではピペラシリン・タゾバクタム，軽症例または経過が落ちついた症例ではアンピシリン・スルバクタムを静注薬として選択しています。退院時にモキシフロキサシンまたはアモキシシリン・クラブラン酸と内服に変更し，合計3〜4週間の治療を行い，経過がよければ治療を中止しています。ほかの先生はどのように治療薬を選択し，治療期間を設定しているのでしょうか？

A1

- 腫瘍に伴う閉塞性肺炎は口腔咽頭の嫌気性菌が主な原因菌と考えられています。ただし，肺癌の経過中に抗菌薬やがん治療など医療曝露を受けると口腔咽頭の常在菌叢が変化し，黄色ブドウ球菌や腸内のグラム陰性桿菌も原因菌となりえます。このような原因菌の推定をもとに，エンピリックな抗菌薬はクリンダマイシンやアンピシリン・スルバクタムを選択します。重症例や発熱性好中球減少時は耐性傾向の強いグラム陰性桿菌まで意識してピペラシリン・タゾバクタムまたは第3・4世代セファロスポリンとクリンダマイシンの併用を選択します。
- 同時にドレナージの要因，つまり抗腫瘍薬や放射線による腫瘍の縮小を図れないか，手術により腫瘍と閉塞性肺病変を摘出できないかを検討します。治療期間は，肺炎か膿瘍か，病変が大きいか小さいか，ドレナージが可能か否かなど複数の因子が絡むため，定められたものはありません。ただし，実際にはドレナージ困難な症例が多く，肺膿瘍の治療期間に準じて6週間以上の長期にわたり抗菌薬を使用しています。（電子版e-3:10も併せてご参照下さい）

回答：河村一郎

Q2

下気道症状を有し肺炎が疑われる患者で，胸部X線では浸潤影を認めず，膿性痰をグラム染色するとインフルエンザ桿菌を疑う小さいグラム陰性菌が大量にみられるが，胸部CTを撮影するべきか？

- 下気道症状を有する，肺炎を疑った患者で，胸部X線では浸潤影を認めず，しかし提出された膿性痰をグラム染色するとインフルエンザ桿菌を疑う小さいグラム陰性菌が大量にみられた場合，胸部CTを撮影するべきか否か悩みます。

- 以前の"Mandell, Douglas, and Bennett's Principles and Practice of Infectious Diseases"では肺炎の定義に「胸部X線で浸潤影を伴う」とありましたが，最新版では言及されなくなっています。自分は胸部CTをあえて撮らず，肺炎として治療開始し経過をみていくと思いますが，このような場合に鑑別に挙げなくてはならない疾患がありますか？ また，胸部CT撮影が必要と考えますか？ 教えて下さい。

A2

- 膿性痰がある以上，下気道感染症があることに疑いはありません。胸部X線で異常がないにもかかわらず，胸部CTでのみ浸潤影を指摘できるケースを時に経験しますが，「胸部CTを撮影してまで浸潤影を同定しなければならないかどうか」という問いには，いろいろな要素を加味して答えを出すべきだろうと思います。国内のガイドライン[1]では，胸部X線で診断した肺炎にそもそも胸部CTを施行することを推奨していません。また，個人的にも市中肺炎の診療でそこまで胸部CTの必要性が高いとは考えていません。

- しかしながら，たとえば末梢血好酸球が高い場合や，一般的な市中肺炎と異なる症状（血痰，末梢神経障害など）がある場合は，胸部X線で同定できない好酸球性肺炎，肺結核，血管炎だったというケースを時に経験しますので，想定外の診断漏れを防ぐためにも初期から胸部CTを積極的に撮影します。

- ただ，グラム染色でインフルエンザ桿菌が確実にみえている状況下では，その検査前確率はグンと下がりますので，胸部CTに踏み切るかどうかは目の前の患者が典型的な市中肺炎かどうかという点に尽きると思います。

文献
1) 日本呼吸器学会成人肺炎診療ガイドライン2017作成委員会：成人肺炎診療ガイドライン2017．日本呼吸器学会，2017．

回答：倉原　優

Q3 成人市中肺炎の軽症例のエンピリック治療について，レボフロキサシン以外に何かよい処方はあるか？

- 成人市中肺炎の軽症例のエンピリック治療について質問です。研修医時代に「非定型肺炎の原因菌を鑑別に入れるので，レボフロキサシンの処方がいい」と先輩に教わりました。しかし，内科外来でマイコプラズマなど非定型肺炎の原因菌を想定するような肺炎に出会うことは多くありません。レボフロキサシン以外に何かよい処方の選択肢はあるでしょうか？

A3

- 日本での市中肺炎の疫学では，非定型肺炎の頻度は少数派で20％未満とされています。また，日本で市中肺炎として来院するケースの中に肺結核が紛れ込んでくるものが数％はあるかと考えられます。軽症を対象とした内科外来での内服抗菌薬のエンピリック治療としてレボフロキサシンをルーチンで選択するのは，広域抗菌薬の適正使用という戦略的な観点からは不適切と考えます。

- マクロライド系抗菌薬（クラリスロマイシン，アジスロマイシン）やテトラサイクリン系抗菌薬（ドキシサイクリン，ミノサイクリン）は，肺炎球菌やインフルエンザ桿菌での耐性が増加しているため単剤内服では使いにくいですが，内服での吸収率のよいβラクタム系抗菌薬（アモキシシリンなど）の高用量との併用であれば十分に使用できると思います。

- マクロライド耐性マイコプラズマの頻度が増えましたが[1]，マクロライド系抗菌薬での治療でも軽症であれば自然軽快することがあったり，後から抗菌薬変更としても間に合うこともあったりします。成人例では治療開始2〜3日目で改善が乏しく，呼吸状態が悪化傾向の場合や，初めから入院適応の重症例ではテトラサイクリン系抗菌薬が治療選択肢になります[2]。

文献

1) 国立感染症研究所：1次医療機関における肺炎マイコプラズマのマクロライド耐性. 2012.（2018年11月閲覧）
https://www.niid.go.jp/niid/ja/iasr-sp/2123-related-articles/related-articles-392/2712-dj3925.html
2) Tashiro M, et al：Clin Infect Dis. 2017；65(11)：1837-42.

回答：大場雄一郎

Q4 入院における誤嚥性肺炎のエンピリック治療ではスルバクタムのようなβラクタマーゼ阻害薬との合剤が必要？

■ 入院における誤嚥性肺炎のエンピリック治療について質問です．研修医時代に「原因菌に"嫌気性菌"を意識するので嫌気性菌をカバーする抗菌薬であるアンピシリン・スルバクタムを選択する」ように，先輩に教わりました．口腔内の嫌気性菌であるペプトストレプトコッカスはアンピシリンに通常感受性ですが，スルバクタムのようなβラクタマーゼ阻害薬との合剤が本当に必要なのでしょうか？

A4

■ 「誤嚥性肺炎」の定義は容易ではなく，病態にかなり幅のある疾患概念です．細菌が関与しない化学性肺臓炎から嫌気性菌を含んだ混合感染の肺膿瘍まで様々です．化学性肺臓炎であれば，抗菌薬投与の有無にかかわらず自然に改善するか，稀にMendelson症候群のように重症化するかもしれません．肺膿瘍であれば，*Bacteroides*属や*Fusobacterium*属のようなβラクタマーゼを産生する嫌気性菌の関与が大きくなり，適切なドレナージとともにβラクタマーゼ阻害薬配合剤やクリンダマイシンの使用が推奨されます．我々が「誤嚥性肺炎」と呼んでいる病態の多くはこうした病態の中間に位置するのだろうと思います．

■ 1970年代の研究では「誤嚥性肺炎」の患者から嫌気性菌が分離されることが多く，嫌気性菌の関与が示唆されていました[1]．しかしその後，重度の歯周病や悪臭を放つ喀痰，壊死性肺炎や肺膿瘍の所見がなければルーチンに嫌気性菌（βラクタマーゼを産生するもの）をカバーしなくてよいのではないかという意見が"The New England Journal of Medicine"の総説に掲載され，論争が起こりました[2]．「誤嚥性肺炎」の定義の難しさや適切な下気道検体を採取し，嫌気培養を行うことの難しさが相まって厳密な検証が困難であり，論争に決着はついていないというのが現状です．

■ 個人的な経験（かなりバイアスがあると思いますが）では，嚥下機能が悪く，いわゆる「誤嚥性肺炎」疑いの患者をセフトリアキソンで治療しても軽快することが多いので，必ずしもβラクタマーゼ阻害薬配合剤が必要だとは思いません．しかし，そのような患者の中にセフトリアキソンで解熱せず，アンピシリン・スルバクタムに変更したら速やかに解熱したという経験もあり（変更しなくてもたまたま解熱するタイミングだったのかもしれません），嫌気性菌が関与していたのかもしれない，と思うことはありました．

■ 口腔内の嫌気性菌の関与だけを考えれば，アンピシリンだけでもよいのかもしれませんが，このようないわゆる「誤嚥性肺炎」では嫌気性菌とは別に腸内細菌科細菌の関与が報告されており，筆者の場合は市中の誤嚥性肺炎であれば，セフトリアキソンかアンピシリン・スルバクタムを選択することが多いです．院内発症の誤嚥性肺炎であればこれにプラスして緑膿菌の関与も考慮します．

文献
1) Bartlett JG : Infect Dis Clin North Am. 2013 ; 27(1) : 149-55.
2) Marik PE : N Engl J Med. 2001 ; 344(9) : 665-71.

回答：山本舜悟

Q5 多剤耐性緑膿菌による肺炎はどのように治療をすればよいか？

- 多剤耐性緑膿菌による肺炎を治療したいのですが，現在日本で使用できる抗菌薬はほとんど耐性です．現実的にどのように治療をすればよいでしょうか？

A5

- 戦法は大きく次の3つにわかれると思います．
  ① 感受性結果が"感受性(S)"で残っている薬剤を使ってみる
  ② 国内未承認薬を使ってみる
  ③ 併用療法を行ってみる

- まず①ですが，たとえば「シプロフロキサシンには耐性だがレボフロキサシンには感受性なので，レボフロキサシンで治療してみる」といったものです．同じクラスの薬剤に耐性があると，*in vitro* では感受性でも，結局使用してみると臨床的に治療に失敗してしまうケースや，治療中に耐性化してしまうというケースも少なくありません．しかし，耐性機構によってはきちんと奏効する場合もあります．

- ②については，具体的にはポリミキシンB，コリスチンを考えます．前者は日本では販売されていませんが，コリスチンは2015年に承認され，再販売されました．多剤耐性緑膿菌を相手にする場合は臨床効果が必ずしも得られるわけではなく，特効薬ではありませんが，使用せざるを得ない場合は，「コリスチンの適正使用に関する指針—改訂版—」(http://www.chemo-therapy.or.jp/guideline/colistin_guideline_update.pdf) を参照するとよいでしょう．

- ③は，単剤では使用できない感受性が"中等度耐性(I)""耐性(R)"の薬剤を2剤以上併用して治療する方法で，いくつかの組み合わせで一定の効果があることが示されています．ブレイクポイント・チェッカーボードプレートを使用して，見込みのある薬剤の組み合わせを探してみるとより有効かもしれません．

回答：羽山ブライアン

Q6 基礎疾患があって通院している方が「かぜ」といって受診し，肺炎とみられる場合，感染症専門科へ紹介したほうがよい？

- 呼吸器科にCOPDや気管支喘息などの基礎疾患があり通院されている方で，「かぜ」を引いたみたいだと受診され，肺炎の診断がつく方がいらっしゃいます。このような方は原則，感染症専門科へ紹介したほうがよいでしょうか？ それとも，当院で治療してもよいでしょうか？

A6

- 基礎疾患の重症度，ネブライザーの吸入ができる環境，ご高齢の患者さんの場合には特に，通院距離や在宅サポートなど社会的状況にも大きく左右されますが，結論として，軽症である場合は通常の肺炎と同じようにクリニックで治療して頂いて問題ありません。
- 紹介したほうがよいケースは，①高齢者や呼吸困難およびバイタルサインの異常がみられる場合，②SpO_2が低下している場合，③肺炎のほかにも原疾患の悪化が起きている場合です。
- 軽症か重症かの判断は，血液検査を行わないCRB-65を用いるとよいです（☞ **1章9**の**表8**）。1点の死亡率は5.1％，2点は11.3％といわれています[1]。重症である可能性が高く，原則入院治療が必要です。
- かみ砕いていえば，喘息やCOPDなど慢性呼吸不全がある患者の肺炎で，高齢者またはバイタルサインに異常がみられれば，入院できる医療機関にご紹介下さい。上記に当てはまらなくても，SpO_2の低下がみられれば，同様に入院加療が必要です。
- 診療上の注意点としては，肺炎だけでなく既存の呼吸器疾患の悪化や，心不全など他疾患の合併です。その場合は，入院加療が必要になることがほとんどです。かかりつけの呼吸器科医がいれば，そちらにご相談・ご紹介されるほうがよいと思います。

文献
1) Lim WS, et al：Thorax. 2003；58(5)：377-82.

回答：大藤　貴

Q7

初期診療を診療所で始めた場合，どのくらいの間隔で効果判定をするか？ また，どのような場合に治癒していないと判断して，高次医療機関に紹介したほうがよいか？

- 肺炎の初期診療を当院で始めた場合に，どのくらいの間隔で効果判定をすればよいでしょうか？ また，どのような場合に治癒していないと判断して，高次医療機関に紹介するべきでしょうか？

A7

- 2章11で触れていますが，治療開始から2〜3日で評価し，血圧，脈拍，体温，呼吸数，酸素飽和度といったバイタルサインの改善が乏しいようなら治療に反応しない肺炎と考え，再評価するのがよいと考えます。
- 病院に紹介するかどうかの判断は，治療反応に乏しい原因が何かによると思います。適切な治療をしていても，起因菌や患者の基礎疾患によっては治療反応が乏しいことがあるので，そのような場合は外来でもう少し経過をみることもできるかもしれません。治療反応が乏しく原因がわからない場合は病院に紹介して頂くのがよいと思います。
- また，通常の治療に反応しない肺炎が，実は結核であったということもあります。結核は病院に紹介することで感染を広げてしまうこともあるので，結核がないかどうか，常に注意深く診察してもらう必要があります。

回答：栃谷健太郎

Q8

NHCAPガイドラインをどう使いこなせばよいか？

- NHCAPガイドラインでは緑膿菌カバーやMRSAカバーが必要とされているいわゆるC群でも，実臨床ではロセフィン®で効くことも多くあります。どのようにこのガイドラインを使いこなせばよいのでしょうか？

A8

- NHCAPガイドラインは，それまで院内肺炎として十把一絡げに治療されていた患者群を，背景や微生物学的な要素から細かく分類して，無思考で広域抗菌薬が選択され続けることのないように策定されました。この考え方は『成人肺炎診療ガイドライン2017』にも引き継がれています。

- NHCAPでは，緑膿菌やMRSAの関与の可能性について言及されてはいますが，一方で実際にはあまり関与していないとの指摘もなされています．よって，C群に分類されても実際には緑膿菌もMRSAもまったく関与していない，という可能性は十分にあり，セフトリアキソン（ロセフィン®）で治療可能なケースは十分にありうるといえます．
- 個人的な経験ですが，在宅診療で肺炎を反復して抗菌薬も反復投与している方から緑膿菌やMRSAが検出されることは少ないような気がしています．ガイドラインの推奨は頭に入れつつ，最後は臨床医としての感覚，社会背景や実施可能な治療かどうか，患者さん一人ひとりを注意深く診て治療を決めるべきだと思います．こうした臨床最前線の感覚や知見が，ガイドラインをよりよいものに育てる，と考えています．
- また，ガイドラインは治療選択にあたって「耐性菌の関与を検討しましたか？」と自分に問いかけてくれます．ガイドラインに縛られる必要はないと思いますが，目の前の症例だけに目が行きすぎたとき，「ちょっと待って．冷静にいろいろ検討してね」と待ったをかけてくれる，そんな存在として筆者はとらえています．

回答：櫻井隆之

Q9

肺炎にあまり使われない抗菌薬（ミノサイクリン，クリンダマイシン）などの肺炎での使い方は？

- 肺炎にあまり使われない抗菌薬（ミノサイクリン，クリンダマイシン）などの肺炎での使い方を教えて下さい．

A9

- ミノサイクリンは肺炎マイコプラズマや肺炎クラミドフィラ，レジオネラといった非定型肺炎に有効です．これらの原因菌を治療のターゲットに入れるときは使うことがあります．国内にはテトラサイクリン系の注射薬がミノサイクリンしかありませんので，内服できない人にはミノサイクリンになってしまいますが，めまいの副作用があり，内服可能な人にはドキシサイクリンを使うほうが個人的には好みです．
- 「レジオネラにテトラサイクリン系で大丈夫なのか？」と思われる方がいらっしゃるかもしれませんが，フルオロキノロンが開発されるまでドキシサイクリンは長い間レジオネラ肺炎治療の主流でした．今ひとつ効きが悪いと感じるのは，有効血中濃度に達するまで時間がかかるからではないか，最初の3日間は通常の倍量の200mg，1日2回（1日400mg）でローディングしてから使うべきだという専門家もいます[1]．
- テトラサイクリン系は古い薬なので，製薬会社主導の臨床試験が行われにくいという事情があ

り，最近の報告は多くありませんが，fleroxacin（国内未発売）というフルオロキノロンとの非定型肺炎の比較試験でドキシサイクリンはfleroxacinよりも効果が高かったという報告があります[2]。また，最近のオーストラリアからの報告ではマクロライドとドキシサイクリンを比較して，非定型肺炎についてはドキシサイクリンのほうが入院期間は短かったという報告もあります[3]。

- 最近，マイコプラズマのマクロライド耐性が増加してきていることもあり，テトラサイクリン系抗菌薬は今後，見直される薬かもしれません。
- クリンダマイシンについては，嫌気性菌用の薬というイメージが強いかもしれません。確かに口腔内の嫌気性菌の関与に対しては今でも有効ですが，*Bacteroides*属などの横隔膜下の嫌気性菌に対しては耐性菌の増加が報告されています。
- 市中肺炎の治療であえてクリンダマイシンを選択する場面は少ないですが，嫌気性菌のほかにグラム陽性球菌に対する活性を有するため，βラクタム系抗菌薬にアレルギーのある患者に対して代替薬として使用することはあります（が，肺炎球菌に対する耐性率は高いので，単独で市中肺炎の治療には用いにくいです）。感受性があれば市中型MRSAには有効なことがあります。膿胸や肺化膿症など口腔内の嫌気性菌の関与が大きい感染症では適切なドレナージとともに重宝する薬剤だと思います。
- 国内ではクリンダマイシンが肺炎マイコプラズマに効くという都市伝説がありますが，あくまで都市伝説だと筆者は考えています。クリンダマイシン注射薬の添付文書をみるとなぜか「マイコプラズマ」に保険適用がありますが，根拠になった臨床試験の質は高いとは言えません[4~6]。
- 確かに*in vitro*では多少はマイコプラズマに活性を示すようですが，臨床上の有効性は，小規模ではありますが，1974年のランダム化比較試験で否定されています。これによるとマイコプラズマ肺炎に対するクリンダマイシンの投与は，有熱期間とX線の陰影改善までの日数でプラセボと変わりなかったという結果でした[7]。それでもマイコプラズマ肺炎にクリンダマイシンが有効だった経験があるという方がいらっしゃるかもしれませんが，それこそマイコプラズマ肺炎に自然治癒傾向があることを示しているのではないかと考えます。

文献

1) Cunha BA：Infect Dis Clin North Am. 2010；24(1)：73-105.
2) Ragnar Norrby S：J Antimicrob Chemother. 1997；39(4)：499-508.
3) Teh B, et al：Clin Microbiol Infect. 2012；18(4)：E71-3.
4) 原 耕平, 他：日化療会誌. 1991；39(1)：39-48.
5) 中川圭一, 他：感染症誌. 1982；56(5)：391-402.
6) 中川圭一, 他：感染症誌. 1982；56(5)：403-33.
7) Smilack JD, et al：JAMA. 1974；228(6)：729-31.

回答：山本舜悟

Q10

レスピラトリーキノロンを積極的に避けるべきなのはどのようなとき？

- 肺炎なら何でもレスピラトリーキノロン系抗菌薬でよいのではないでしょうか？ レスピラトリーキノロン系抗菌薬を積極的に避けるべきなのはどのようなときでしょうか？

A10

- 日本では結核罹患率はまだ十分低いとはいえないため，市中肺炎の数％で肺結核が紛れ込んでくると思われます。肺結核を不適切にマスクしてしまう弊害の面からは，レスピラトリーキノロン系抗菌薬を全市中肺炎にルーチンで用いるのは適切ではないと考えます[1]。少なくとも，肺結核の可能性を多少なりとも考慮するような肺炎の場合には，レスピラトリーキノロン系抗菌薬の積極使用は避けたほうが望ましいと考えます。
- また，キノロン系抗菌薬アレルギーの既往がある場合では，当然ながらレスピラトリーキノロン系抗菌薬の使用を控えるべきでしょう。副作用としてのQTc延長やてんかん発作誘発は稀とされていますが，心室性不整脈やてんかん発作の既往や治療歴があるケースでこれを使用する場合は，かなり慎重な投与とするのが無難な判断と考えられます。

文献
1) Chen TC, et al:Int J Infect Dis. 2011;15(3):e211-6.

回答：大場雄一郎

Q11

点滴薬でよくなったらどの内服薬に切り替えたらよいか？ そもそも内服に変える必要性はあるか？

- 点滴薬でよくなったらどの内服薬に切り替えたらよいでしょうか？ ユナシン®で効いていたら，オーグメンチン®はよいとして，ゾシン®で効いていたらどうしたらよいですか？ そもそも内服に変える必要性はあるのでしょうか？

A11

- 基本的には本文（☞2章11）で記載しているように，同じクラスの抗菌薬に変更するのがよいと思います。経口に対応するものがない抗菌薬で治療開始した場合は，培養結果を参考にde-escalationするか，培養が得られなければ臨床所見から起因菌を類推して経口抗菌薬を選

択するしかないと思います。市中肺炎においてゾシン®で治療開始することは多くはないですが，狙っている起因菌は通常の市中肺炎の起因菌に加えて，緑膿菌を含めたグラム陰性桿菌だと思います。緑膿菌に効果のある内服薬はフルオロキノロンですが，これだけでは腸内細菌の感受性が不安であり，培養結果が得られない中でエンピリカルに内服抗菌薬に変更することはためらわれます。そもそもグラム陰性桿菌の肺炎は重篤なことも多いので，そのままゾシン®点滴で2週間程度治療するのが次善の策かと思います。

- 内服に変更する必要性は，病院や患者の状況によって異なります。病院にいることで，認知症の進行，ADLの低下，院内感染といった様々なリスクがあります。しかし安定しない状況で退院させることは治療不十分になるリスクもありますし，また高齢者は処方された抗菌薬を内服しないことも多く，退院に伴うリスクもあります。必ずしも早期に内服に変更して退院させることが正しいわけではなく，個々の症例に応じた対応が必要だと思います。

回答：栃谷健太郎

Q12

グラム染色が不可能な状況（物品・技術力の問題）で，培養検査のみを提出するしかない場合には肺炎の診断，治療はどうするべきか？

- グラム染色が診断や起因菌の判別に有用であるのは理解しますが，グラム染色が不可能な状況（物品・技術力の問題）で，培養検査のみを提出するしかない場合には肺炎の診断，治療はどうするべきでしょうか？ 良質な痰が取れた場合でも喀痰培養だけをみていると肺炎球菌性肺炎の診断は血液培養で生えない限り見逃すような気がしますし，定着かどうかの判断もつかないので，「生えたものをとりあえず潰す」ことになってしまいます。

A12

- 細菌検査室（あるいは外注先の検査機関）では培養検査結果と一緒にグラム染色の所見も返してくれるところが多いと思います。自身でグラム染色ができない場合でも，検査室での「WBC（3＋），GPC（3＋）」といったグラム染色の結果を培養検査結果と合わせて解釈することで病原微生物を推定することができます。
- 外注で細菌検査を行っている施設では，グラム染色の結果が培養検査結果と一緒に返ってくることがありますが，これではグラム染色の迅速性という利点を活かすことができません。私の以前の勤務先では外注先の業者に，グラム染色の結果だけ先にFAXで送信して頂くようにお願いしていました。

回答：忽那賢志

Q13

MRSAに対するバンコマイシンのMICが2の結果が出た場合, どうしたらよいか?

- MRSAに対するバンコマイシンのMICが2である, という結果が出た場合に, バンコマイシンのトラフを上げるべきか, リネゾリドに変更するべきか, それともテイコプラニンでもよいのか, わかりません。どうしたらよいのでしょうか?
- ZEPHyR試験は積極的にリネゾリドに変更する理由にも思えませんし, テイコプラニンはそもそも使ってよいのかどうかもわかりません。

A13

- MICの値にかかわらず臨床的にバンコマイシンでの治療に反応している場合には, それを他の薬剤に変更する理由は見当たりません。また, MRSA肺炎の場合, MICの値に関係なく最初からバンコマイシンのトラフ値は15〜20μg/mLを目標にするので, 目標値を変更する余地もありません。また, MIC値の測定がどの方法でされているかも重要です(一般的に, Eテストでの MIC は培地希釈法よりも高めに出ます)。自分たちの施設では, MIC 2(培地希釈法では1.5)以上の場合, ルーチンに他の方法でも再検しています。

- 問題は, バンコマイシンでの治療に反応が乏しい場合に, MIC 2と出たらどうすべきかです(この時点までに菌血症の有無と初期治療への反応はある程度わかっていることが臨床現場ではほとんどです)。治療内容の変更をする前に, 本当に起炎菌がMRSAなのか, バンコマイシンのトラフ値は実際に目標値に達しているか, ドレナージの必要な膿胸の合併はないか, などを再検討するのは当然ですが, それでもバンコマイシンの治療効果が乏しいと判断せざるをえない場合, 他の薬剤へ変更するべきでしょう。また, 腎機能や血行動態が不安定でトラフ値がコントロール不能の場合にも検討すべきかと思います。

- テイコプラニンはバンコマイシンに比べると肺組織への移行がよい可能性が小規模なスタディで示されていますが[1], トラフ値と治療効果との関連にデータが比較的乏しく, またバンコマイシンと同系統の薬剤であることから積極的に使用することはためらわれます(バンコマイシンとリネゾリドの比較については, 電子版e-1:4をご参照下さい)。個人的には, このような状況ではCeftaroline(国内未承認)あるいはリネゾリドに変更することを考慮します。もしMRSA菌血症を伴う症例でリネゾリドを使用する場合には, 他の殺菌性の抗菌薬(ダプトマイシンなど)を併用することも必要と思います。

文献
1) Mimoz O, et al：Intensive Care Med. 2006；32(5):775-9.

回答：後藤道彦

Q14

市中肺炎と思われる状況で呼吸不全が進行し，治療に反応しない場合，気管支鏡でも診断がつかなければ開胸肺生検をどの程度行えばよいか？ また，免疫不全患者の場合はどうか？

- 市中肺炎と思われる状況で呼吸不全が進行し，治療に反応しない場合，気管支鏡は当然行うとして，それでも診断がつかなければ開胸肺生検をどの程度行えばよいでしょうか？ また，免疫不全患者の場合はどうでしょうか？

A14

- 急性呼吸促迫症候群（ARDS）の状態であっても，開胸肺生検が有用であるという報告は多いです[1~3]。また，免疫不全の場合は症状や臨床所見がはっきりしないことが多く，有用であるとの意見もあります[4]。24文献のメタ解析[5]によれば，開胸肺生検のあと治療変更があった症例はARDSの73％にものぼるとされており，安全性が確保できれば有用な選択肢として考えてよい検査です。しかし，世界的にどういった症例に行うべきかというコンセンサスはありません。
- ただ，気管支肺胞洗浄によって菌が検出されないにもかかわらず開胸肺生検で菌が検出される頻度は多くないと思います（気管支鏡で標的気管支を誤認していなければ）。また，急性間質性肺炎などのステロイドを使用しなければならない疾患を診断する目的の生検であったとしても，リスクとベネフィットの不均衡が少々大きいようにも思いますので，日常臨床ではルーチンに位置づけられる処置ではありません。それは免疫不全の状態であっても同じだと思います。
- そのため，市中肺炎の診断における開胸肺生検はあくまで奥の手として考えるべき手段となります。出血，エアリーク，膿胸，死亡といったリスクがあるため，呼吸器外科医，麻酔科医などと綿密な打ち合わせが必要になります。

文献

1) Donati SY, et al：Curr Opin Crit Care. 2008；14(1)：75-9.
2) Papazian L, et al：Crit Care Med. 2007；35(3)：755-62.
3) Patel SR, et al：Chest. 2004；125(1)：197-202.
4) McKenna RJ Jr, et al：Chest. 1984；86(5)：671-4.
5) Libby LJ, et al：Ann Thorac Surg. 2014；98(4)：1254-60.

回答：倉原　優

Q15

肺炎で抗菌薬の投与期間は,「重症度」以外にどのような指標をもとに設定したらよいか?

- 肺炎の治療期間について質問です。教科書を紐解くと抗菌薬の投与期間には大きな幅があります。たとえば,原因菌がMRSAの場合は1~3週間,のようです。このとき,「重症度」以外にどのような指標をもとに治療期間を設定したらよいでしょうか?

A15

- 肺炎に限らず感染症の治療期間については質の高いエビデンスに基づいていることは意外と少ないです。重症度を加味すれば,機械的に「何日間」と決めるわけにもいかず,実際には「経験的にこれくらいの治療期間」という日数と患者の状態をみながら判断するということになると思います。
- 市中肺炎については,IDSA(米国感染症学会)のガイドラインでは,「解熱してから48~72時間で最短5日間,市中肺炎の臨床的な不安定さ(☞ 2章11の表1)を示す徴候が1つ以下である」という推奨になっています[1]。
- オランダのランダム化比較試験では重症ではない市中肺炎(PSIで110点以下)について,アモキシシリン3日間の治療は8日間の治療に非劣性だったという報告があり,我々が思っているよりも短い治療期間でよい可能性があります[2]。
- MRSA肺炎は診断が難しく,MRSA肺炎を対象とした臨床研究も「それは本当にMRSA肺炎なのか?」という疑問がつきまといます。あまりMRSAの関与は疑っていなかったが,痰培養から検出されたので治療した,というケースも少なからず含まれているのではないかと想像します。筆者の場合は,MRSA肺炎として治療を開始して痰培養からMRSAが検出されたとしても,すぐに軽快してしまったような場合は1週間程度で治療を終了して様子をみることが多いです。しかし,血液培養からもMRSAが検出されたような場合は,感染性心内膜炎の併存を検索しつつ,4週間は治療すると思います。
- 抗菌薬の投与期間は短いほうが耐性菌への影響は少なく,できるだけ短くしたいですが,短すぎると今度は再発のリスクが高くなります。再発したときに取り返しがきくかどうかも,治療期間を考える上で重要な因子だと思います。

文献
1) Mandell LA, et al:Clin Infect Dis. 2007;44(Suppl 2):S27-72.
2) el Moussaoui R, et al:BMJ. 2006;332(7554):1355.

回答:山本舜悟

Q16

救急外来でのグラム染色は危険なのか？

- 救急外来でのグラム染色について。救急外来に置いてある顕微鏡で日々グラム染色を行っているのですが，後日，結核が判明して騒動になることがあります。救急外来でグラム染色をすることは危険なのでしょうか？
- 本来であれば全例ドラフトチャンバーのあるところで行うのが正しいのでしょうが，なかなかそうもいかないので…。

A16

- 「肺結核の可能性もある程度考えられる」ような市中肺炎症例の喀痰検体を，不用意かつ無防備に検査処理することは，結核菌のエアロゾル吸入曝露リスクという医療安全上の観点からは避けなければなりません。とはいうものの，救急外来での市中肺炎診療において現場での喀痰グラム染色は有用で欠かせませんから，救急外来におけるすべての市中肺炎の喀痰をドラフトチャンバー内で検査処理すべきというのは現実的ではありません。どこで喀痰検体を処理すべきか「トリアージ」をする必要があります。
- 現実にできることでは，市中肺炎を診るときに「喀痰を抗酸菌染色したほうがよいと思うか」≒「肺結核の可能性がどの程度考えられるか」ということについても，救急外来での病歴・症状・身体所見・検査結果でもって総合的にアセスメントしておくことを並行して習慣的に行う，総合診断的アプローチが必要と思われます。その上で「喀痰を抗酸菌染色したほうがよい」と思うときは，当然ながら喀痰検体はドラフトチャンバー内で処理するべきでしょう。

回答：大場雄一郎

Q17

市中肺炎の初期治療について，βラクタム薬にマクロライド系薬かニューキノロン系薬の静注薬の併用は必要か？

- 市中肺炎の初期治療について，最近○×マイシンやら△□キサシンの静注薬が院内採用になったようです。製薬会社の方が「市中肺炎の初期治療で併用すると死亡率が下がります！」と純粋無垢な研修医に懇切丁寧に説明してくれています。皆さんの施設では実際に併用していますか？

A17

- 2章10で解説したように，重症例を除けば併用のメリットははっきり証明されているとはい

えません。

- たとえばPSIでクラスⅠ～ⅢやA-DROPで1点以下では30日間死亡率の予測は0.4％と見積もられます[1]。これが併用治療により半分の0.2％になったと仮定すると，相対リスク減少は50％ですが，絶対リスク減少は0.2％です。number needed to treatは500人，すなわち500人併用治療を行って初めて1人の死亡が防げるということになり，日々の臨床で実感する効果といえるかどうかは疑問に思います。
- 一方で，ショックや人工呼吸器が必要な症例では死亡率を下げる効果があるかもしれませんし，初期治療を「外さない」という意味でも重要度は高いと思います。

文献
1) 臼井一裕, 他：日呼吸会誌. 2009；47(9)：781-5.

回答：山本舜悟

索引

欧文

A
ABCアプローチ 152
ACO (Asthma and COPD Overlap) 148
A-DROP 63, 65, 68
AIP (acute interstitial pneumonia) 98
Anthonisen分類 152
AP (atypical pneumonia) 13

B
*Bacteroides*属 171
BLNAR (β-lactamase negative ampicillin resistant *Haemophilus influenzae*) 82, 149
BLUE (bedside lung ultrasound in emergency) protocol 51
BP (bacterial pneumonia) 13
bulging fissure sign 39
butterfly shadow 50

C
CAPiTA研究 164
CAPSTONE-1研究 142
CCAM (congenital cystic adenomatoid malformation) 96
Ceftaroline 179
CEP (chronic eosinophilic pneumonia) 100
CF法ペア血清 33
*Clostridium difficile*腸炎 80
coarse crackles 12, 98

COP
COP (cryptogenic organizing pneumonia) 94
COPD 146
　──急性増悪 146
　──急性増悪時の入院適応 152
crackles 10, 12
CRB-65 65, 67
CRP 68
CURB-65 65, 67

D
DAD (diffuse alveolar damage) 98
de-escalation 127, 177
delayed antibiotic prescription 7
Diehrの肺炎予測ルール 4

E
egophony 50
ELISA法 33

F
*Fusobacterium*属 115, 171

G
Geckler分類 18
GGO (ground glass opacity) 96

H
Heckerlingの予測ルール 11

HIV感染症 92
holo-crackles 95, 99
honeycombing 96, 98
hypersensitivity pneumonia (HP) like pattern 98

I
IGRA (interferon gamma releasing assay) 59
IIPs (idiopathic interstitial pneumonia) 97
IPF (idiopathic pulmonary fibrosis) 97

K
Kerley's B line 49, 50

L
LAMP (loop-mediated isothermal amplification) 法 33
late inspiratory crackles 13, 96, 99

M
Miller&Jones 分類 17
M. pneumoniae 気管支炎 133
M. pneumoniae 肺炎 133
multiplex PCR 法 30

N
nonresolving pneumonia 86
NSIP (non-specific interstitial pneumonia) 98
NT-proBNP 47

O
OP (organizing pneumonia) 94

P
pan-inspiratory crackles 13
PK/PD モデル 126
PRSP (penicillin-resistant *Streptococcus pneumoniae*) 122
Pseudomonas aeruginosa 116
PSI (pneumonia severity index) 63
PSI for NHCAP 105
PSSP (penicillin-susceptible *S. pneumoniae*) 124

Q
QT 延長 134, 150

R
recurrent pneumonia 92

S
Stevens-Johnson 症候群 132

T
T スポット®. TB 59
tree-in-bud pattern 40

W
well-being 評価 161

かな

あ
アジスロマイシン　83, 134, 150
アモキシシリン　7, 82, 126
アンピシリン　82, 127
アンピシリン・スルバクタム　116, 127

い
インフルエンザ　138
　──迅速抗原検査　140
　──様症状　139
　──ワクチン　162
鋳型気管支炎　131
意思決定支援　110
医療・介護関連肺炎（NHCAP）　105, 114, 149
一次性ウイルス性インフルエンザ肺炎　143
院内肺炎（HAP）　38, 114

う
うっ血性心不全　50

え
エンピリック治療　21, 170

お
オセルタミビル　142
黄色ブドウ球菌　77, 144

か
かぜ　2
カルバペネム系抗菌薬　123, 150
化学性肺炎　115
下気道感染症　56, 68
開胸肺生検　180
感受性検査　30
感冒　3

き
キノロン系抗菌薬　59, 134
キャップ依存性エンドヌクレアーゼ阻害薬　142
気管支鏡検査　20, 91
気管支性呼吸音　10
気管支肺胞洗浄　180
気管支閉鎖症　96
気管内吸引　19
偽痛風　80, 91
急性咽頭炎　3
急性過敏性肺炎　99
急性気管支炎　3, 5, 148
急性呼吸促迫症候群（ARDS）　50, 180
急性鼻副鼻腔炎　3
狭域ペニシリン　121
胸部聴診　13, 14
胸膜摩擦音　13
禁煙　163
禁食　117
菌血症　87
銀塩増幅技術　32

く
クォンティフェロン®　59
　──TBゴールド　59
クリニカルシナリオ　49
クリンダマイシン　168, 176
クレブシエラ肺炎　39
グラム陰性桿菌　83, 90, 168
グラム染色　16
　──のやり方　26
グラム陽性菌　90

け
経口第3世代セファロスポリン　82, 167
劇症型 *M. pneumoniae* 感染症　133

結核 54, 177, 182
　　──菌PCR検査 59
　　──罹患率 56
嫌気性菌 170, 176
限局性呼吸音減弱 12

こ

コリスチン 172
コンソリデーション 39, 40
呼吸性アルカローシス 155, 161
誤嚥性肺炎 108, 112
　　──に対する処方例 116
広域セフェム系抗菌薬 123
光学顕微鏡 26
好気性菌 115
抗菌薬 3
　　──の延期処方 7
抗微生物薬適正使用の手引き 第一版 3
口腔ケア 109, 116
口腔内常在菌 30, 115
膠原病肺 101
高分解能CT（HRCT） 38

さ

サワシリン® 122
細気管支炎 132
細菌性髄膜炎 128
細菌性肺炎 13, 74
催奇形性 134, 158
最小発育阻止濃度（MIC） 122, 135
再発性肺炎 92
酸素飽和度 80, 106

し

シプロフロキサシン 92, 127

市中肺炎 9, 170
　　──初期治療例 76
　　──の原因菌 72
事前指示書 118
　　──作成の手順例 119
終末期 112
小葉中心性結節影 39
心外膜炎 132
心筋炎 52, 132
心臓超音波検査 47, 52
心電図 52
心不全 43
　　──の胸部単純X線写真 50
　　──を疑う所見 46
真菌 91, 109
人工呼吸器関連肺炎 77
人工的水分・栄養補給（AHN） 118
迅速マイコプラズマIgM抗体検出法 32
迅速マイコプラズマ抗原検査法 32

す

すりガラス状陰影 50, 96
ステロイド 100, 152

せ

せん妄 108, 139
セフォタキシム 92, 128
セフタジジム 109, 128
セフトリアキソン 92, 106, 126
セルフメディケーション 163
声音振盪 12
成人肺炎診療ガイドライン2017 44, 63, 114
穿刺 89
先天性嚢胞状腺腫様奇形（CCAM） 96
喘息とCOPDのオーバーラップ（ACO） 148

そ

ゾシン® 128, 177

た

タッピング 19
多剤耐性緑膿菌 172
打診濁音 12
胎児奇形 156
胎児毒性 158
耐性菌 92, 109
耐性結核 122

と

トスフロキサシン 134
ドラフトチャンバー 58, 182
ドレナージ 89, 168
特発性間質性肺炎（IIPs） 94
　　──のCT画像イメージ 98
特発性肺線維症（IPF） 97

な

ナトリウム利尿ペプチド 47
治らない肺炎 86
　　──の分類 86

に

ニューモバックス® 164
ニンテダニブ 97
二次性細菌性肺炎 144
尿中肺炎球菌抗原検査 30

ね

ネブライザー 19

の

ノイラミニダーゼ阻害薬 141
膿胸 85
膿性痰 7, 17, 148

は

バイオアベイラビリティ 82, 167
バイシリン®G 82
バイタルサイン 4
バソプレシン分泌過剰症 107
バロキサビル マルボキシル 142
パンデミック 139
肺炎 1
　　──クラミドフィラ 73, 175
　　──治療の自然経過 83
　　──の診断基準 45
　　──マイコプラズマ 73, 175
肺炎球菌 87
　　──感受性判定基準 124
　　──性髄膜炎 124
　　──性肺炎 75, 121
　　──ワクチン 162
肺炎随伴性胸水 85
　　──のリスク分類 89
肺化膿症 89, 176
肺癌 84, 168
肺水腫 49, 155
肺分画症 96
肺胞出血 38, 95
敗血症 2, 47, 155
培養検査 16, 30, 178

ひ

ピペラシリン・タゾバクタム 116, 168
ピルフェニドン 97
皮下輸液 107
非感染性肺炎 94
　　──の鑑別 97
非定型肺炎 13, 31, 73
　　──の鑑別 31

ふ

フラミンガム診断基準 46
プレベナー13® 164
プロカルシトニン 51

プロゲステロン　155
プロスタグランジン　161
腹部遮蔽　156

へ

βラクタマーゼ非産生アンピシリン耐性インフルエンザ菌（BLNAR-*H. influenzae*）　134
βラクタム系抗菌薬　73, 127, 170
ヘパロック　107
ヘモフィルス　92
ベンジルペニシリンカリウム　122
ペニシリンG　122
ペニシリン感受性肺炎球菌（PSSP）　124
ペニシリン耐性肺炎球菌（PRSP）　124, 134
閉塞性肺炎　91, 168

ほ

ポビドンヨード　117
補体結合反応（CF）法単独血清　33
訪問診療　103

ま

マイコプラズマ抗体受身凝集反応（PA）法　33
マイコプラズマ肺炎　34, 40, 130
　　——の自然経過　131
マクロライド系抗菌薬　92, 122, 134
マクロライド耐性マイコプラズマ　92, 170
末梢血好酸球　169
慢性過敏性肺炎　101
慢性好酸球性肺炎（CEP）　100
慢性閉塞性肺疾患（COPD）　146

も

モキシフロキサシン　59, 122
モラクセラ　26, 92

や

山羊音　10, 12
薬剤性肺炎　94
薬剤性肺障害　98
　　——の画像分類　99
薬剤熱　91

ゆ

誘発喀痰　19

よ

容量負荷　52

り

リネゾリド　179
緑膿菌　109, 149, 174

れ

レジオネラ肺炎　73, 75
レスピラトリーエチケット　140
レスピラトリーキノロン系抗菌薬　122, 177
レボフロキサシン　122, 126, 170

ろ

ロセフィン®　106, 174

次号予告

jmedmook 61 意識障害
2019年4月25日発行！

著者　坂本　壮（順天堂大学医学部附属練馬病院救急・集中治療科）
　　　安藤裕貴（一宮西病院総合救急部救急科部長）

CONTENTS

座談会「意識障害」（坂本先生・安藤先生）

第1章　本誌の使い方
1. A総合病院・Bクリニックの設定

第2章　意識障害
1. 意識障害のアプローチ
2. 低血糖
3. 脳梗塞
4. クモ膜下出血
5. 感染症
6. 薬剤
7. 肝性脳症
8. 精神疾患
9. 痙攣
10. 電解質異常

第3章　意識消失
1. 意識消失のアプローチ
2. 心原性（心血管性）失神
3. 消化管出血
4. 反射性失神

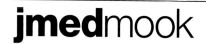

偶数月25日発行 B5判／約170頁

定価（本体 **3,500**円＋税）　送料実費
〔前金制年間（6冊）直送購読料金〕
21,000円＋税　送料小社負担

編著 山本舜悟（やまもと しゅんご）
京都大学医学部附属病院臨床研究教育・研修部特定助教

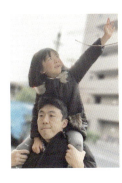

【プロフィール】
2002年　京都大学医学部卒業，麻生飯塚病院初期研修
2004年　洛和会音羽病院総合診療科後期研修
2007年　亀田総合病院感染症フェロー，2009年同院総合診療・感染症科医長
2011年　リヴァプール熱帯医学校でDTM&H取得
　同年　7月より京都市立病院感染症内科医長
2013年　京都大学大学院社会健康医学系専攻医療疫学分野博士後期課程
2014年　神戸大学医学部附属病院感染症内科医員
2017年　現職

日本内科学会総合内科専門医，日本感染症学会専門医，国際旅行医学会旅行医学認定TM
専門は『ジョジョの奇妙な冒険』，臨床感染症，臨床疫学

---

jmed mook 60

あなたも名医！
最新 侮れない肺炎に立ち向かう！ 改題改訂
非専門医のための肺炎診療指南書

ISBN978-4-7849-6660-8　C3047　¥3500E
本体3,500円＋税

2019年2月25日発行　通巻第60号

編集発行人　梅澤俊彦
発行所　　　日本医事新報社　www.jmedj.co.jp
　　　　　　〒101-8718　東京都千代田区神田駿河台2-9
　　　　　　電話（販売）03-3292-1555　（編集）03-3292-1557
　　　　　　振替口座　00100-3-25171
印　刷　　　ラン印刷社

© Shungo Yamamoto　2019 Printed in Japan
© 表紙デザイン使用部材：株式会社カワダ　diablock©KAWADA

・本書の複製権・翻訳権・上映権・譲渡権・公衆送信権（送信可能化権を含む）は
　(株)日本医事新報社が保有します。

 ＜(社)出版者著作権管理機構 委託出版物＞
本書の無断複写は著作権法上での例外を除き禁じられています。複写される場合は、その
つど事前に、(社)出版者著作権管理機構（電話 03-3513-6969, FAX 03-3513-6979,
e-mail:info@jcopy.or.jp）の許諾を得てください。

電子版のご利用方法

巻末の袋とじに記載されたシリアルナンバーで，本書の電子版を利用することができます。

手順①：日本医事新報社Webサイトにて会員登録（無料）をお願い致します。
（既に会員登録をしている方は手順②へ）

> 日本医事新報社Webサイトの「Web医事新報かんたん登録ガイド」でより詳細な手順をご覧頂けます。
> www.jmedj.co.jp/files/news/20170221%20guide.pdf
>

手順②：登録後「マイページ」に移動してください。
www.jmedj.co.jp/mypage/

「マイページ」
↓
マイページ下部の「会員情報」をクリック

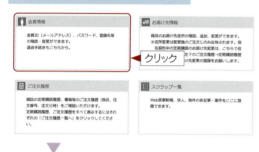

↓
「会員情報」ページ上部の「変更する」ボタンをクリック
↓
「会員情報変更」ページ下部の「会員限定コンテンツ」欄にシリアルナンバーを入力

↓
「確認画面へ」をクリック
↓
「変更する」をクリック

会員登録（無料）の手順

1 日本医事新報社Webサイト（www.jmedj.co.jp）右上の「会員登録」をクリックしてください。

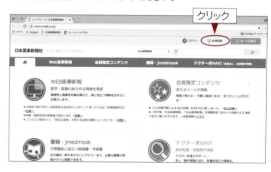

2 サイト利用規約をご確認の上（1）「同意する」にチェックを入れ，（2）「会員登録する」をクリックしてください。

3 （1）ご登録用のメールアドレスを入力し，（2）「送信」をクリックしてください。登録したメールアドレスに確認メールが届きます。

4 確認メールに示されたURL（Webサイトのアドレス）をクリックしてください。

5 会員本登録の画面が開きますので，新規の方は一番下の「会員登録」をクリックしてください。

6 会員情報入力の画面が開きますので，（1）必要事項を入力し（2）「（サイト利用規約に）同意する」にチェックを入れ，（3）「確認画面へ」をクリックしてください。

7 会員情報確認の画面で入力した情報に誤りがないかご確認の上，「登録する」をクリックしてください。